# からだの中から整う
# おかゆレシピ



堤 人美
監修 内藤裕二
京都府立医科大学大学院教授

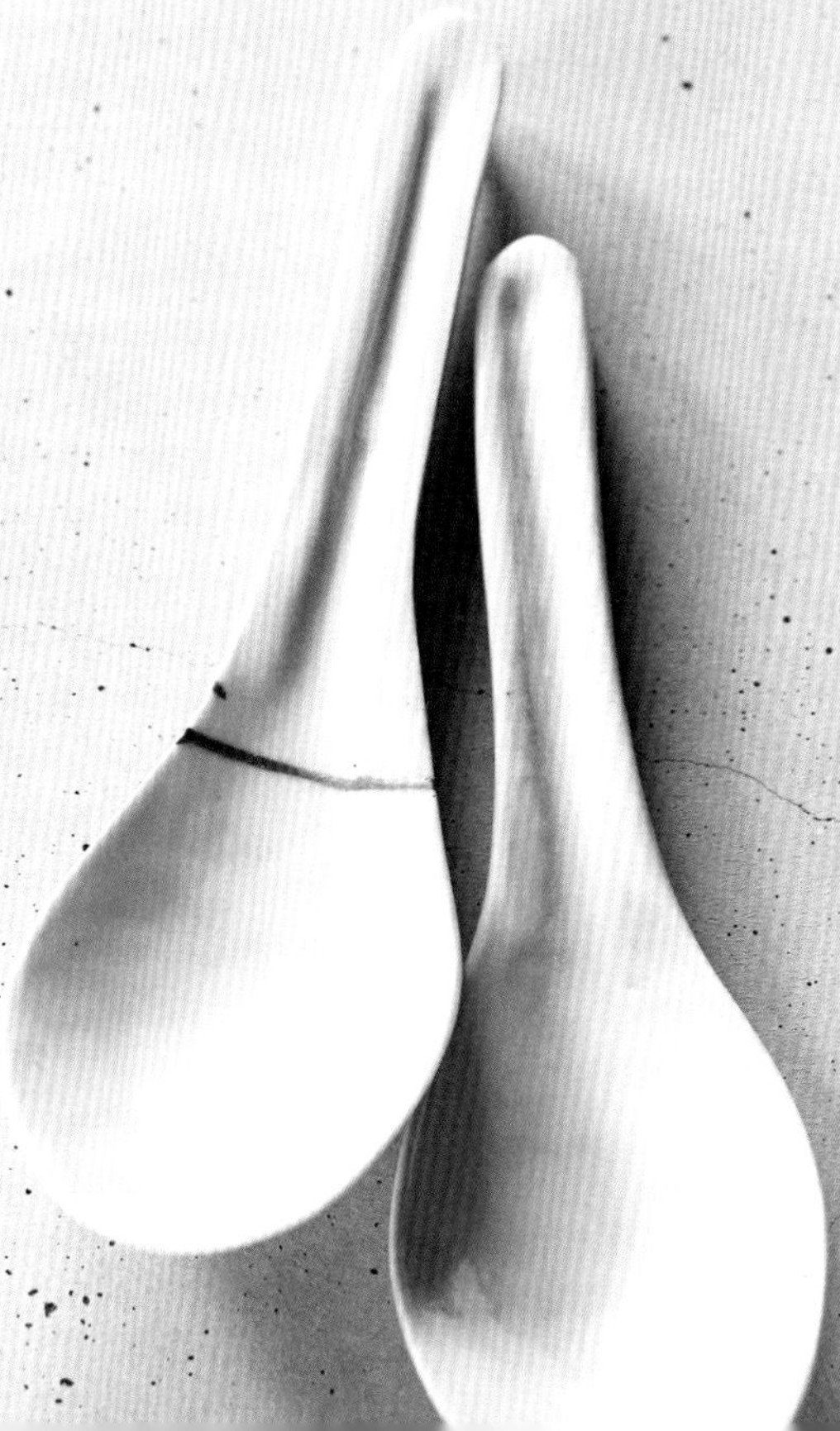

料理の本棚

エムディエヌコーポレーション

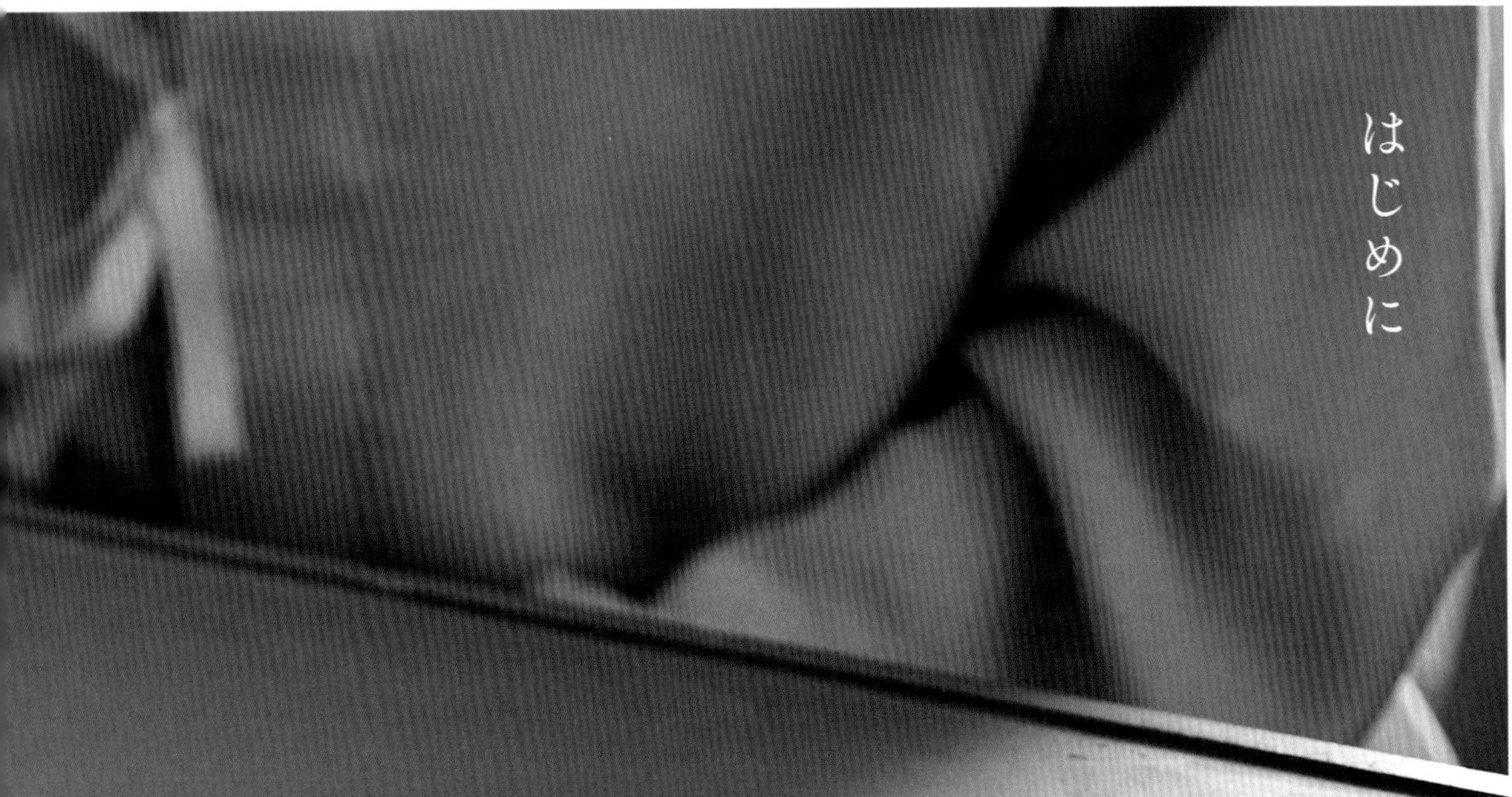

## はじめに

# あたたかいおかゆを毎朝食べて健康に

からだを芯からあたため、気持ちまで落ち着くおかゆ。米と水を鍋に入れて火にかけるだけで、とても簡単に作ることができます。

私が小さい頃、いつも朝食はおかゆと決まっていました。

我が家の朝ごはんは、おかゆと単純な漬け物などのほかに、ふんわりと焼いた卵焼き、干物などのとても簡単なものでしたが、簡素ながらも贅沢《ぜいたく》なものだったのだと、今になってわかります。

朝ごはんの定番がおかゆ、と言うと、多くの人は驚かれますが、私にとっては当たり前でした。

この本では、そんな私の毎日の朝ごはんを紹介するとともに、今の食生活のエッセンスとからだによい食材を集めてご紹介しました。

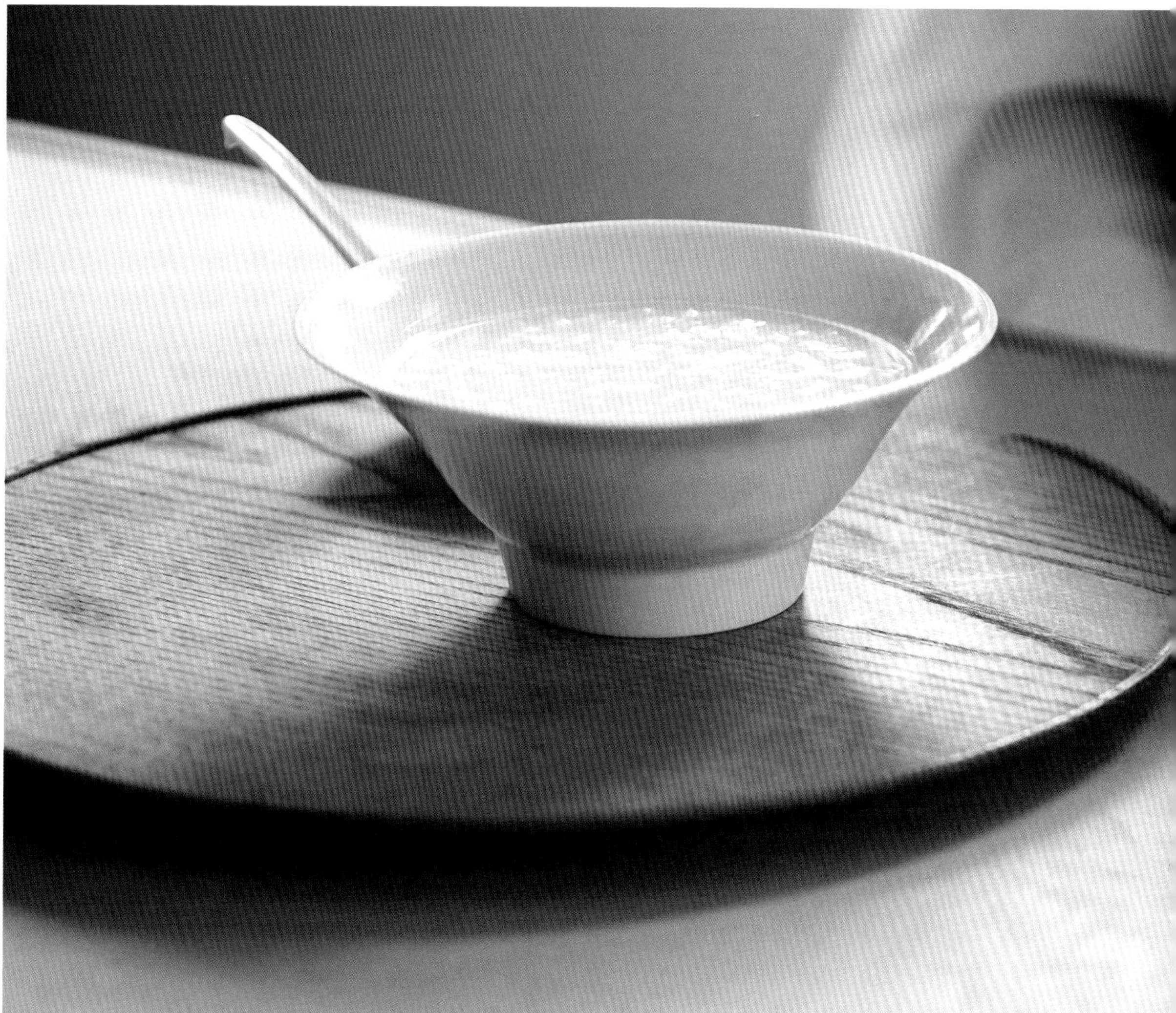

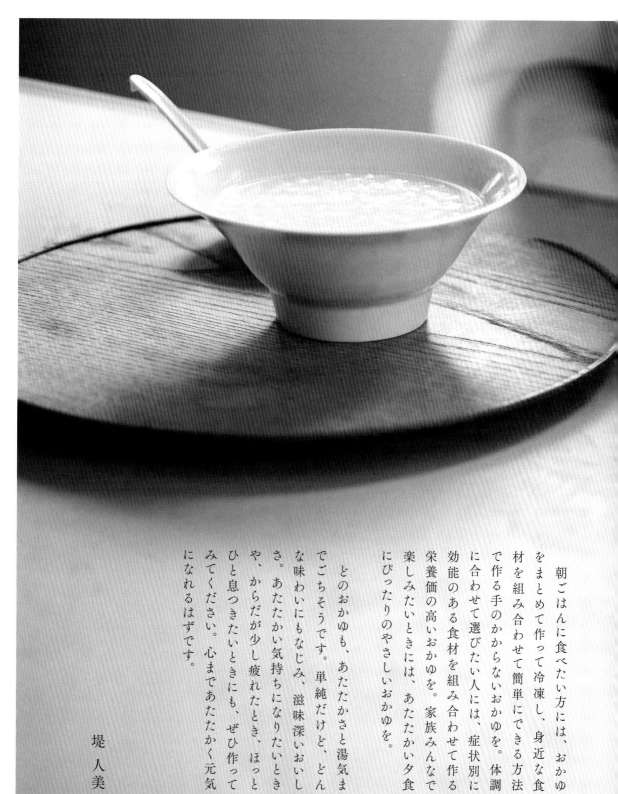

朝ごはんに食べたい方には、おかゆをまとめて作って冷凍し、身近な食材を組み合わせて簡単にできる方法で作る手のかからないおかゆを。体調に合わせて選びたい人には、症状別に効能のある食材を組み合わせて作る栄養価の高いおかゆを。家族みんなで楽しみたいときには、あたたかい夕食にぴったりのやさしいおかゆを。

どのおかゆも、あたたかさと湯気までごちそうです。単純だけど、どんな味わいにもなじみ、滋味深いおいしさ。あたたかい気持ちになりたいときや、からだが少し疲れたとき、ほっとひと息つきたいときにも、ぜひ作ってみてください。心まであたたかく元気になれるはずです。

堤 人美

## 1章 基本のおかゆ



## 2章 からだあたため朝おかゆ



## 3章 不調を感じたら食べたい栄養プラスおかゆ

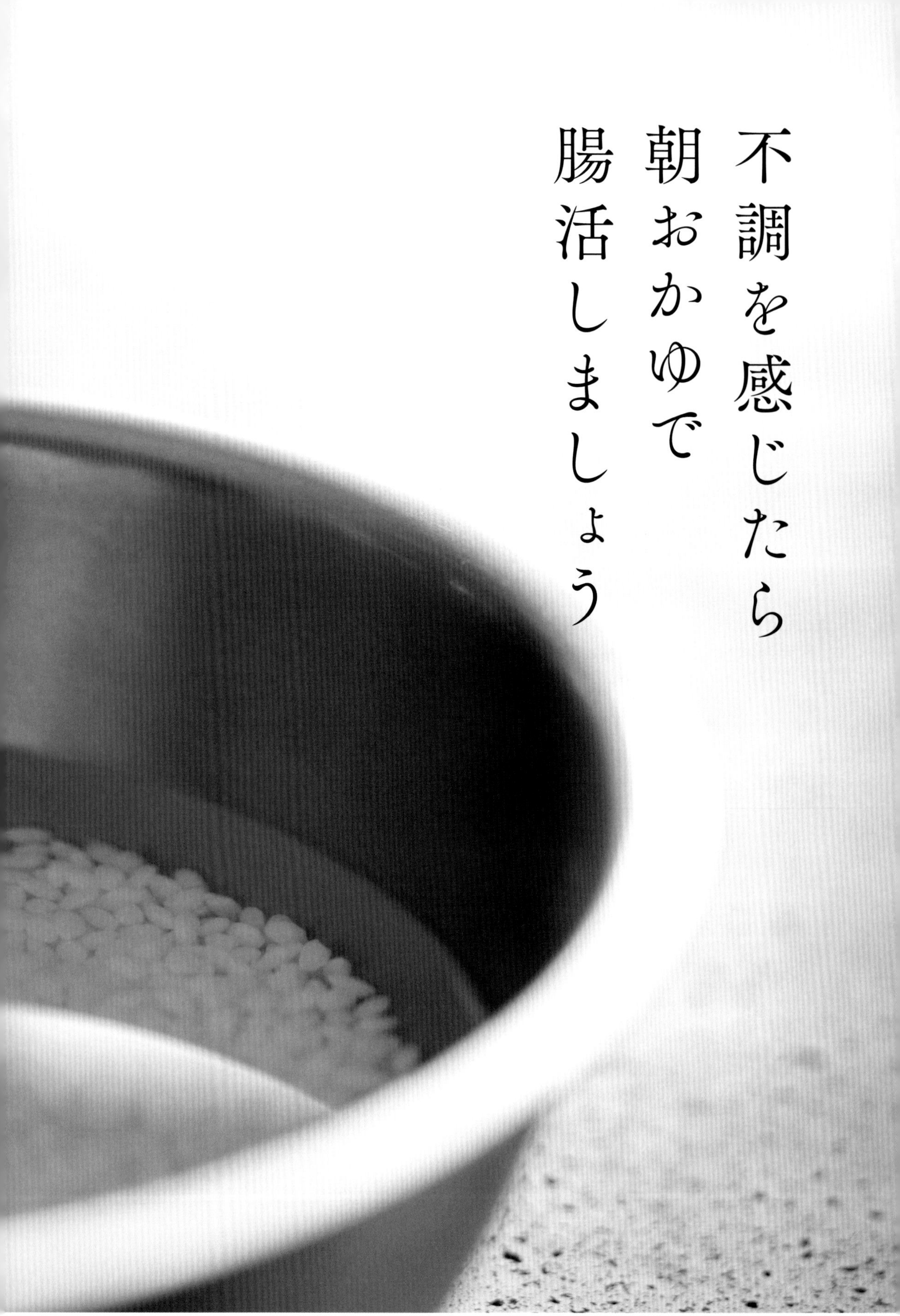

# 不調を感じたら
# 朝おかゆで
# 腸活しましょう

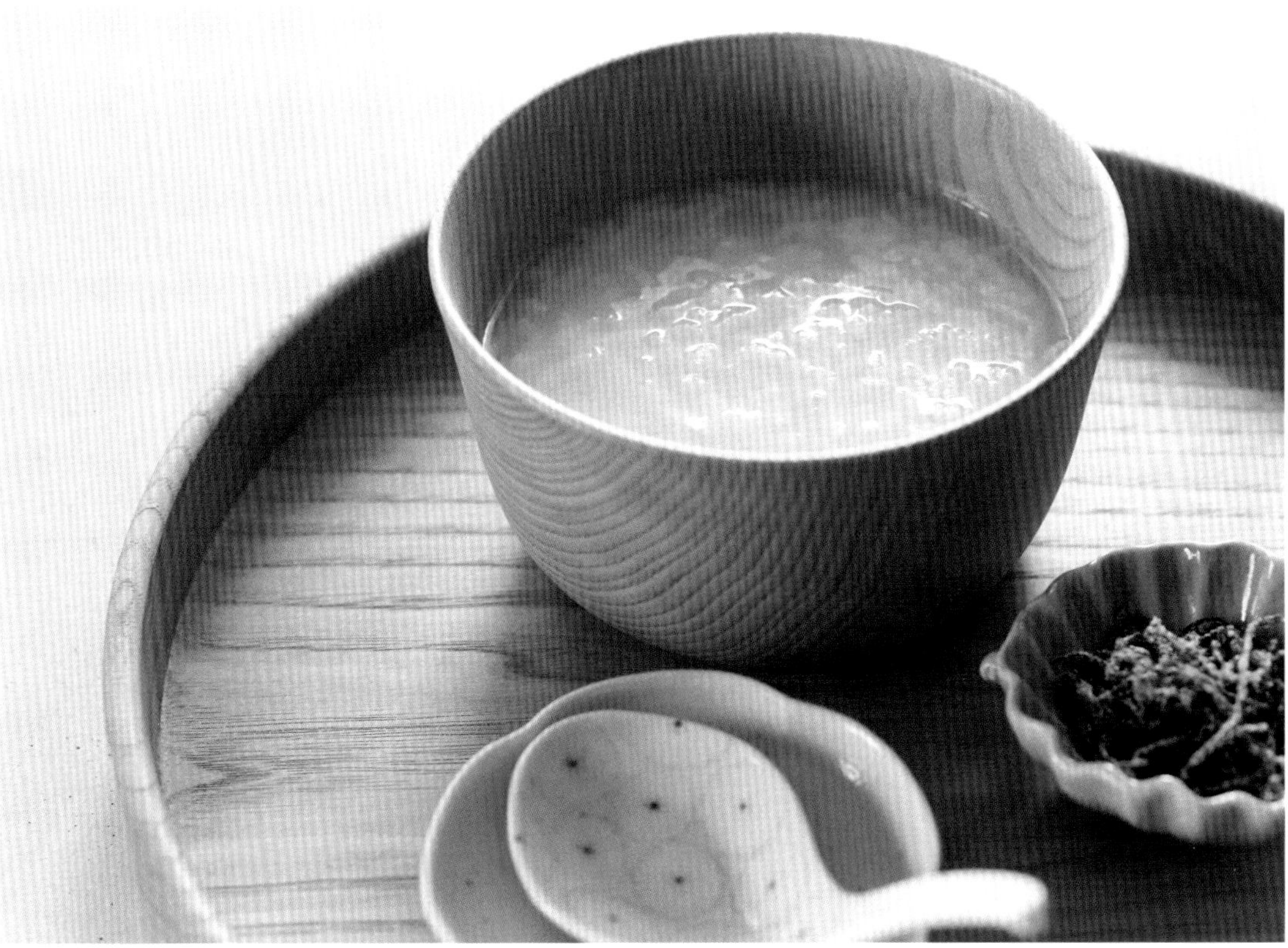

## 不調は腸内環境の乱れが原因

腸内には、約１０００種類、約１００兆個もの腸内細菌が棲んでおり、腸内フローラを形成しています。腸内細菌には、からだの中に入ってきた食べ物（＝エサ）からよいものを作り出す善玉菌、悪いものを作り出す悪玉菌、どちらでもない日和見《ひよりみ》菌があり、腸内のバランスを保っています。最近の研究では、これらのバランスがくずれ、腸内環境が乱れると、からだの不調を引き起こすことがわかっています。

## 腸をあたためるおかゆで不調知らずのからだを手に入れる

おかゆは、通常のごはんよりも水分が多いので消化しやすく、胃腸にやさしい食べ物です。内臓に負担をかけずにエネルギーを摂取できるほか、腸をあたため、腸内の血流を増やし、全身の血流をよくする効果が期待できます。また、おかゆには食物繊維が含まれるので、腸内環境を整えます。腸の状態を健康に保つことができれば、からだの調子も自然に整い、健康を手に入れることができるのです。

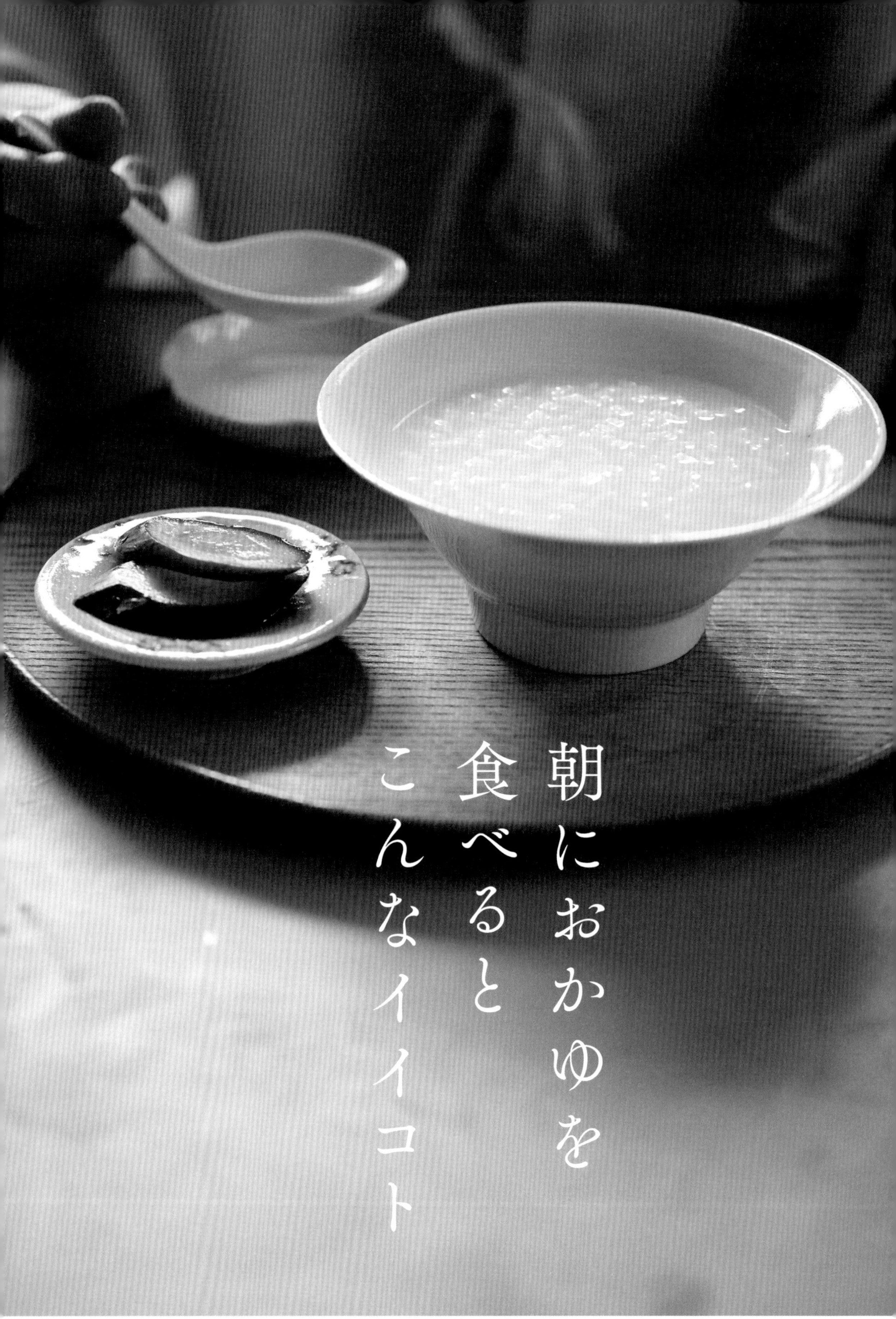

# 朝におかゆを食べるとこんなイイコト

イイコト①

## 素早くエネルギー チャージできる

おかゆは重要な炭水化物の供給源。朝のからだにやさしく、胃腸に負担をかけずに素早くエネルギーチャージできます。朝から脳やからだを動かして、1日を元気にイキイキ過ごすためにも朝おかゆ習慣を身につけましょう。

イイコト②

## からだがあたたまるから 冷え性知らず

体温が低い朝におかゆを食べると、おなかの底からからだをあたため、体温を上昇させます。からだがあたたまることによって、血液の循環がよくなるので、隅々の細胞に栄養や酵素が行き届くようになり、冷え性を改善します。

イイコト③

## 胃腸が整うから 代謝もアップ！

朝にあたたかいおかゆを食べることで、血行が促進され、内臓の動きもよくなるため、代謝アップが期待できます。むくみを改善し、自然と太りにくいからだに。ただし、必ず、たんぱく質は意識して一緒に取り入れましょう。

イイコト④

## 食物繊維を朝に摂ると セカンドミール効果が得られる

1日の最初に食物繊維の多い食事を摂ると、次の食事後の血糖値上昇も抑えてくれる「セカンドミール効果」があることが、近年の研究でわかっています。食物繊維の豊富な根菜などを入れたおかゆを朝に食べましょう。

## おかゆにプラスすると

# さらに 腸活できるポイント

お米と水で炊いて作るおかゆは、そのままでも腸をあたためてからだを整える効果はありますが、栄養面では炭水化物だけなので、栄養が偏りがちに。さらに腸活をして不調を改善したいなら、腸にとって大切な栄養素や食品「食物繊維、発酵食品、オリゴ糖、オメガ3系脂肪酸」をプラスしましょう。おかゆと一緒に組み合わせることで、腸をあたためるとともに、腸内環境が整います。さらに健康効果を期待したいなら、たんぱく質をプラスし、塩分を控えめにして食べること。腸にもからだにもやさしいおかゆ生活で、健康的な毎日を過ごしましょう。

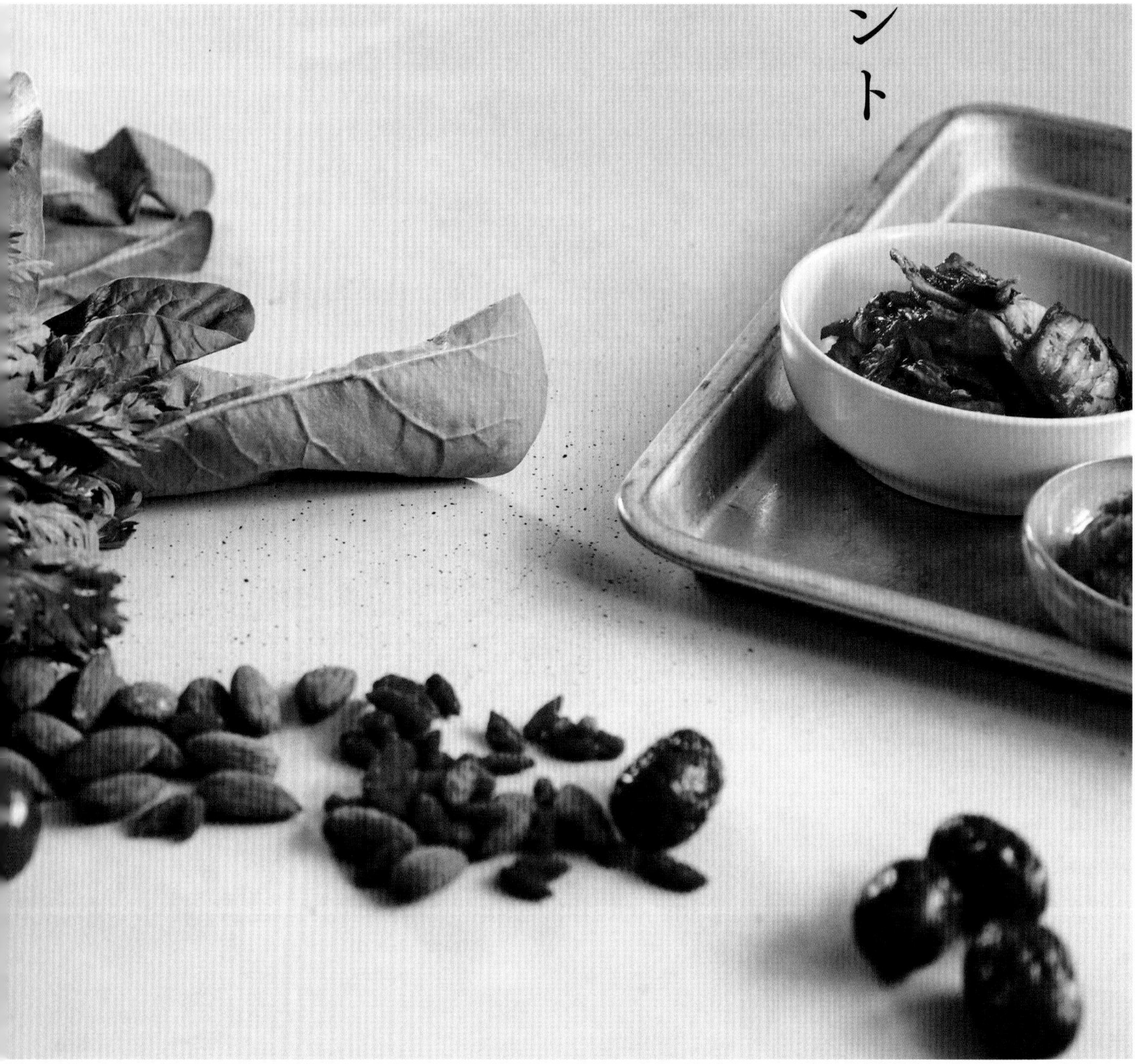

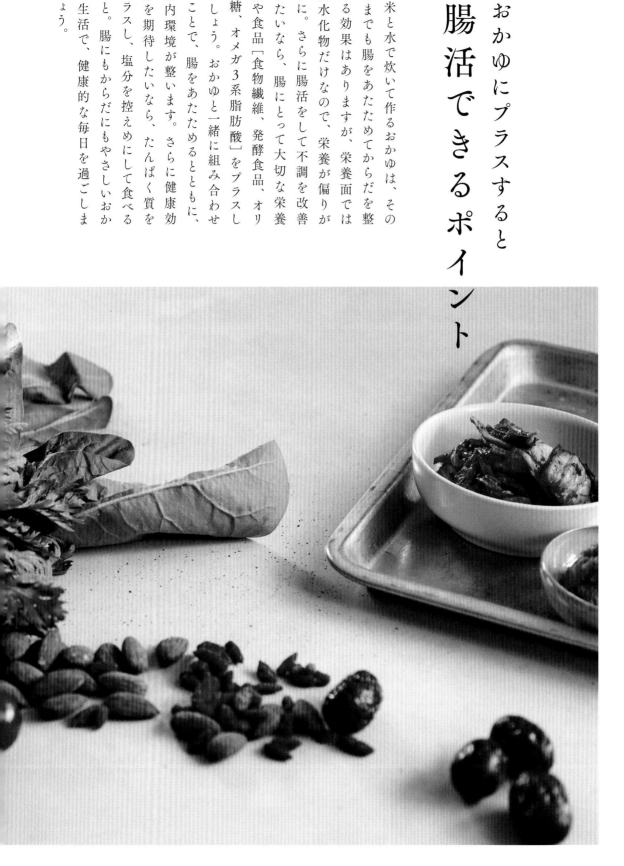

## ○食物繊維を多く摂る

腸内環境を良好に保つために、欠かせないのが食物繊維。なかでも発酵性の高い水溶性食物繊維は、腸内で発酵し、善玉菌のエサになり、健康効果の高い短鎖脂肪酸を作り出す効果も。もち麦やごぼうなどに含まれます。

## ○発酵食品を取り入れる

善玉菌を含むキムチや納豆、みそ、しょうゆ、酢などの発酵食品をおかゆと組み合わせれば、さらに腸内環境は整います。体内の免疫細胞のうちの6割が集まる腸を健康にすることで、免疫力の向上につなげましょう。

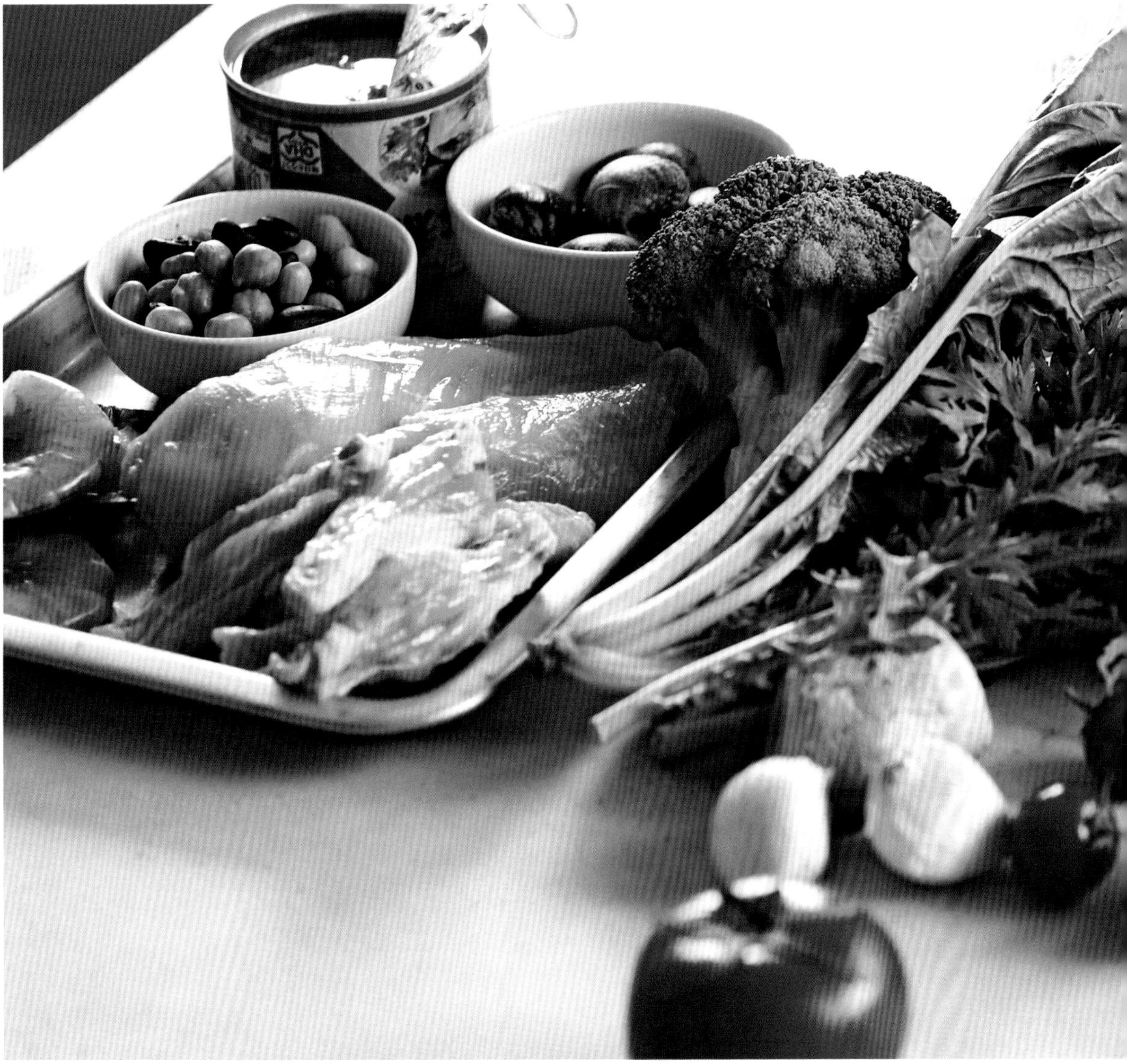

## ○オメガ3系脂肪酸も積極的に

不飽和脂肪酸の一種、オメガ3系脂肪酸も積極的に摂取したい栄養素。腸の炎症を抑え腸内環境を整えます。主にさば、いわし、あじなどの青魚や鮭、アマニ油やえごま油に含まれるのでおかゆと一緒に取り入れましょう。

## ○オリゴ糖も大切

腸内環境を整えるうえで、大切な栄養成分のひとつにオリゴ糖があります。善玉菌のビフィズス菌や乳酸菌のエサになるので意識しましょう。ごぼうや玉ねぎ、少量ですがねぎやにんにくにも含まれるのでおかゆと一緒に。

さらに健康！

## ○たんぱく質もしっかり摂取を

健康的なからだを手に入れるうえで、欠かせないのがたんぱく質。おかゆだと不足しがちと思うかもしれませんが、副菜で卵焼きや焼き魚、豆腐のおかずを組み合わせれば、しっかりと摂取することが可能です。

## ○塩分は控えめがベター

厚生労働省による「日本人の食事摂取基準（2020年度版）」で推奨される1日の塩分量は男性7.5g未満、女性6.5g未満となっています。おかゆなので塩分が欲しくなるところですが、塩分は控えめを心がけましょう。

### こんな食材もストックしておくと便利！

**オートミール**

主原料のオーツ麦にはβ-グルカンという発酵性食物繊維が含まれているので腸活にぴったり。おかゆに利用するのもおすすめ。

**ダイズライス**

高たんぱくのうえ、低糖質なお米のような大豆食品は、おかゆにも最適。好みでわかめや海藻をプラスして食物繊維を増量しても。

# 冷凍おかゆのススメ

毎日の朝の習慣にしたいおかゆ。でも、忙しい朝にそのつど作るのは時間がかかって大変です。そこでおすすめなのが、まとめておかゆを作って冷凍すること。１人分なら２００ｇ、２人分なら４００ｇが目安です。基本のおかゆは、白米がゆ、三分がゆ、茶がゆ、小豆《あずき》がゆ、もち麦がゆ、雑穀がゆ、発芽玄米がゆなどを紹介しているので、好みのおかゆを作って冷凍しましょう。そのままでも、２章のように食材をプラスして食べてもＯＫです。

## 冷凍方法

おかゆを作ったら粗熱を取り、冷凍用保存容器に1人分（200g目安）または2人分（400g目安）入れて蓋をし、冷凍庫で保存を。

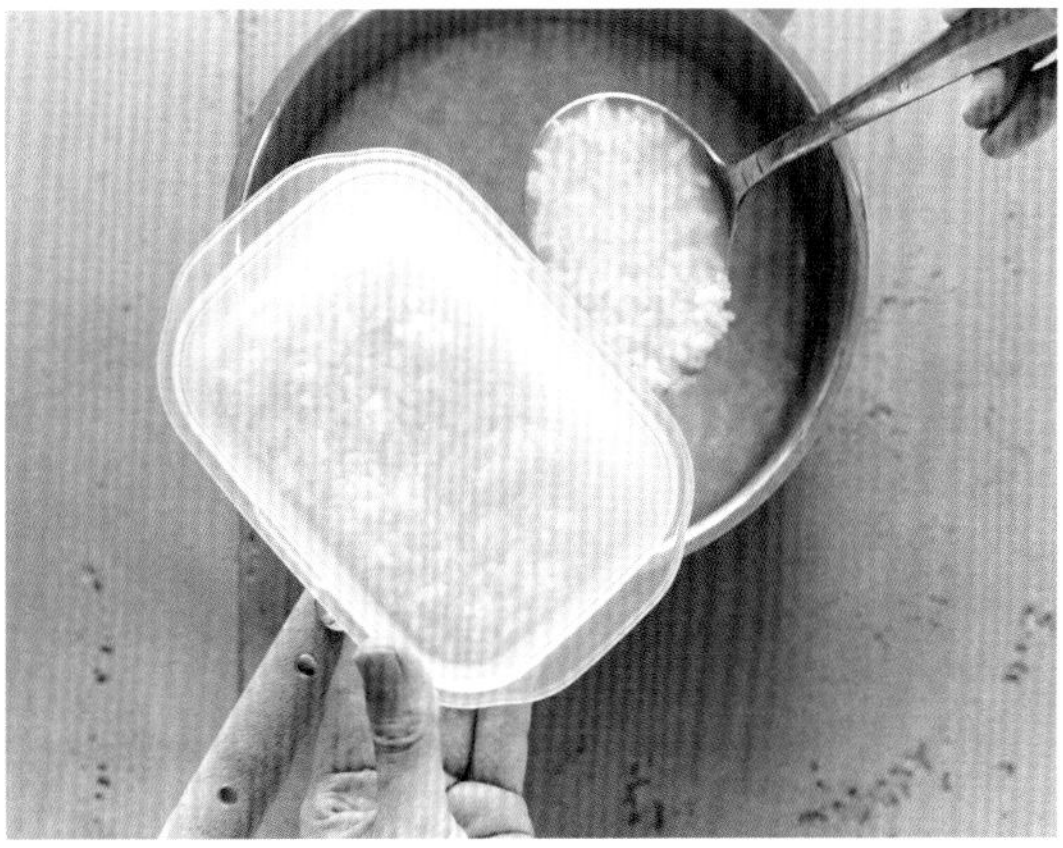

## 解凍方法

冷凍したおかゆは冷蔵庫で半解凍または自然解凍させる。

**鍋の場合**：半解凍したおかゆ、水（1/2カップ）を弱火で熱し、蓋をして溶かす。水（1/4カップ）を加えて沸騰させ、水分が足りなければ水（1/2カップ）を加えて煮る。具材を加えて煮ることもできる。

**電子レンジの場合**：自然解凍させたおかゆを2分加熱してよく混ぜ、様子を見ながらさらに2分加熱する。

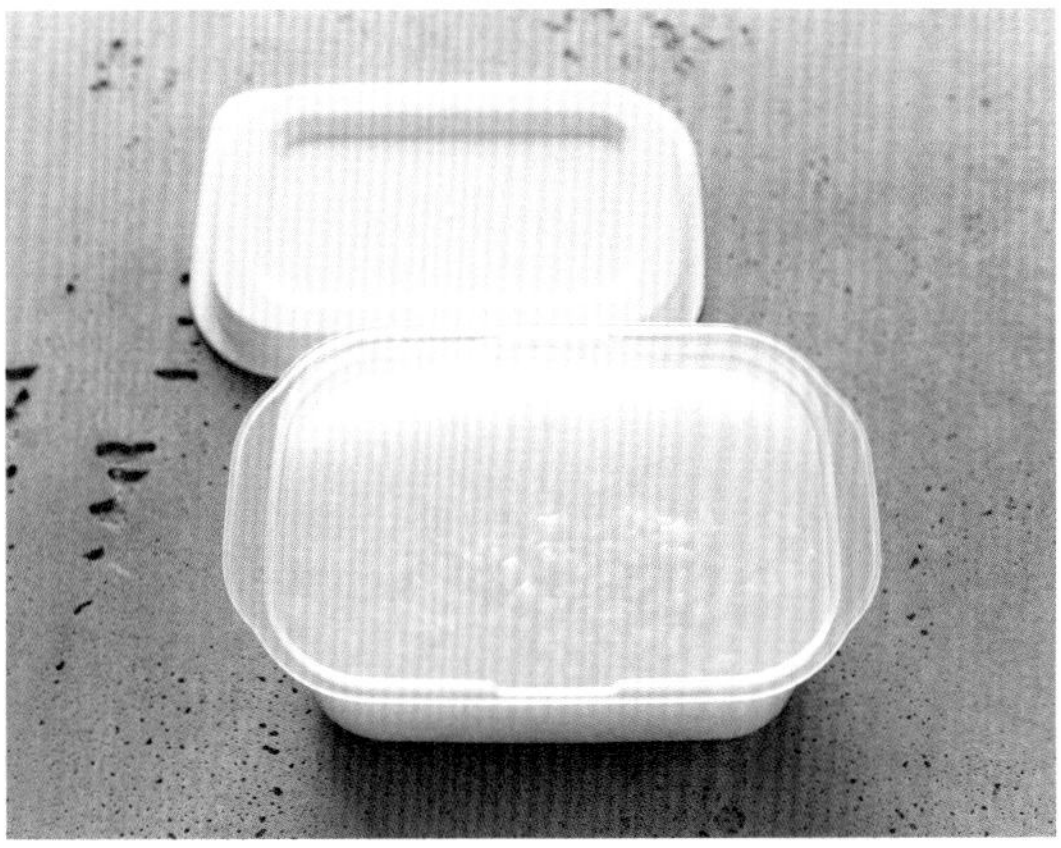

## この本の使い方

・材料はその料理に適した分量にしています。

・計量単位は、大さじ1＝15mℓ、小さじ1＝5mℓ、1カップ＝200mℓ、米1合＝180mℓです。

・「ひとつまみ」は小さじ1/6、「少々」は小さじ1/6未満を、「適量」はほどよい量を入れること、「適宜」は好みで必要があれば入れることを示します。

・野菜類は特に記載のない場合、皮をむくなどの下処理を済ませてからの手順を説明しています。

・火加減は特に記載のない場合、中火で調理してください。

・電子レンジは600Wを基本としています。500Wの場合は加熱時間を1.2倍にしてください。機種によって加熱時間に差があることがあるので、様子を見ながら加減してください。

・保存可能期間は目安の期間です。季節や保存状態によって、保存可能期間に差がでるので、できるだけ早く食べきりましょう。

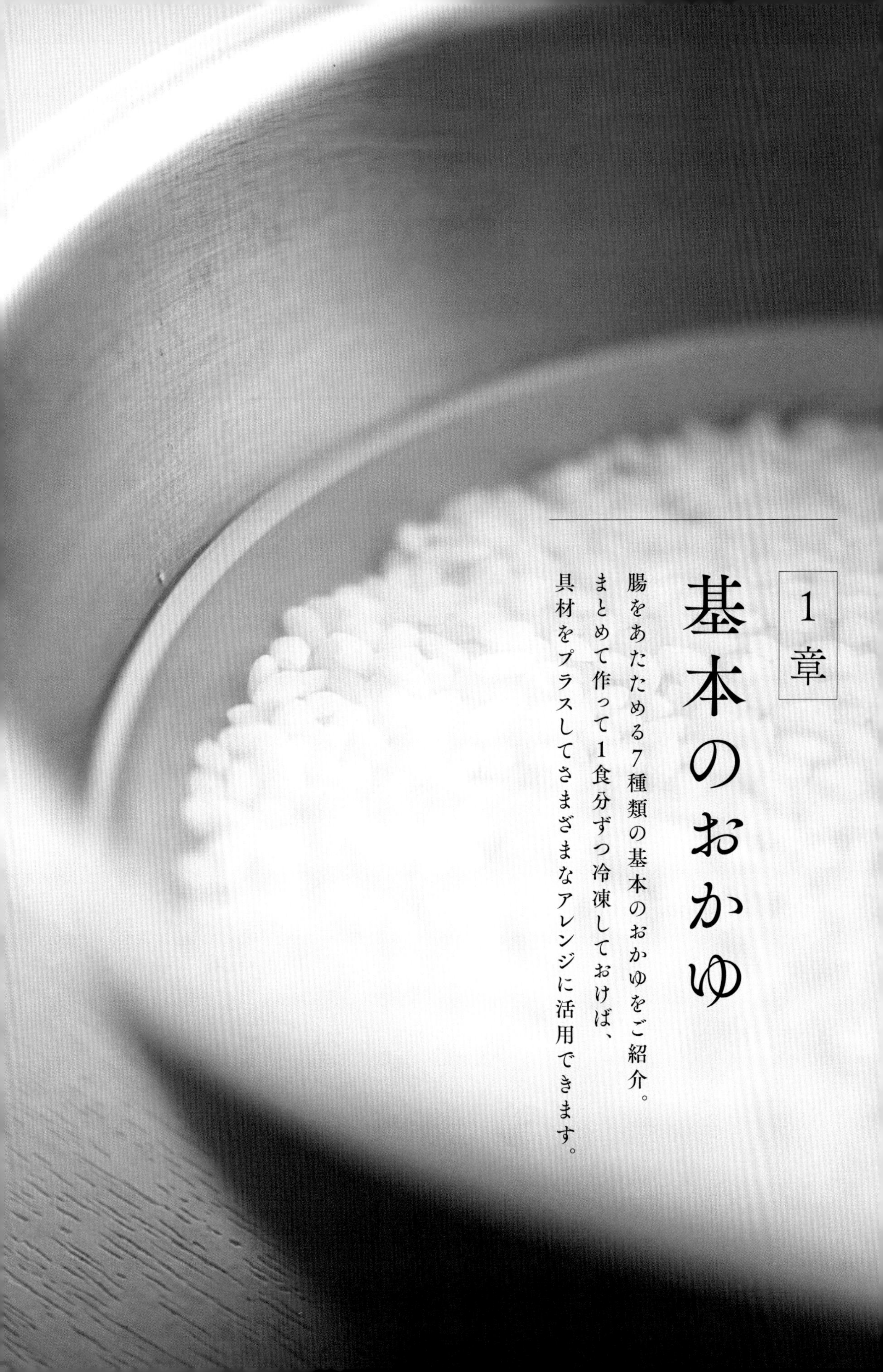

# 1章

# 基本のおかゆ

腸をあたためる7種類の基本のおかゆをご紹介。
まとめて作って1食分ずつ冷凍しておけば、
具材をプラスしてさまざまなアレンジに活用できます。

基本のおかゆ①

# 白米がゆ

最初にご紹介するのは、白米を使った基本の白米がゆ（七分がゆ）。
たっぷりの水を沸騰させてから白米を加えて炊いていきます。
さらっとした口当たりが心地よいおかゆを楽しみましょう。

［ 材料 ］3～4人分

白米 … 1合
水 … 6カップ（全がゆなら8カップ）
塩 … 小さじ1/4
塩昆布 … 適宜

［ 作り方 ］

❶ 白米は洗い、水に30分ほどつけてザルに上げる。

❷ 鍋に分量の水を入れて強火にかけ、沸騰したら❶を加えて軽く混ぜ、再び沸騰させる。

❸ 少しずらして蓋をし、弱火～弱めの中火にしてときどき木ベラで鍋底から混ぜながら20分ほど煮る。

❹ 塩を加えて軽く混ぜる。器に盛り、好みで塩昆布をのせていただく。

［ 保存方法（P.13参照）］

おかゆは粗熱を取り、冷凍保存容器に1人分（200g目安）または2人分入れて蓋をし、冷凍保存。

保存期間　冷凍で2週間

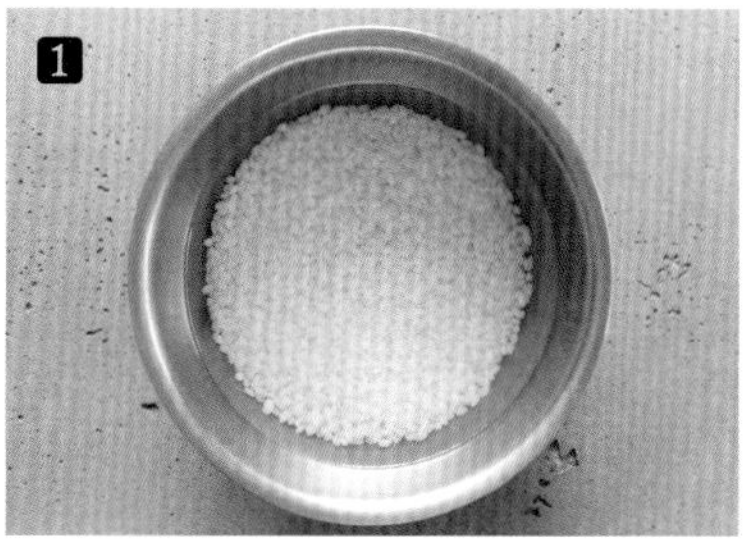


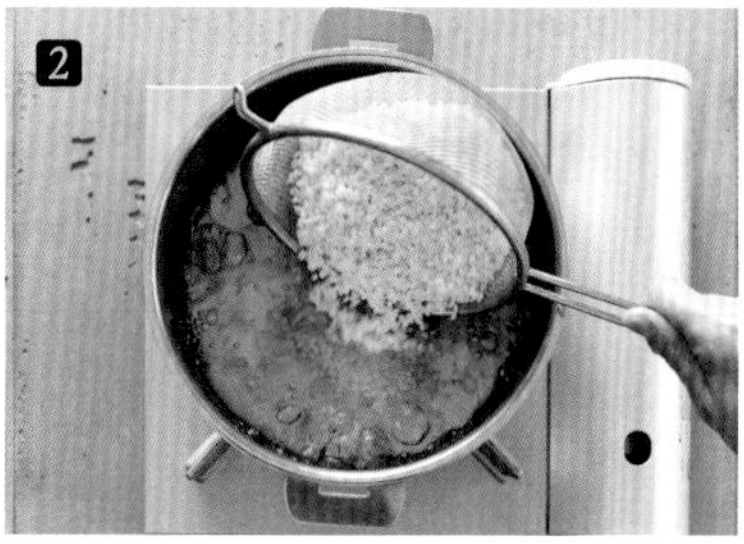


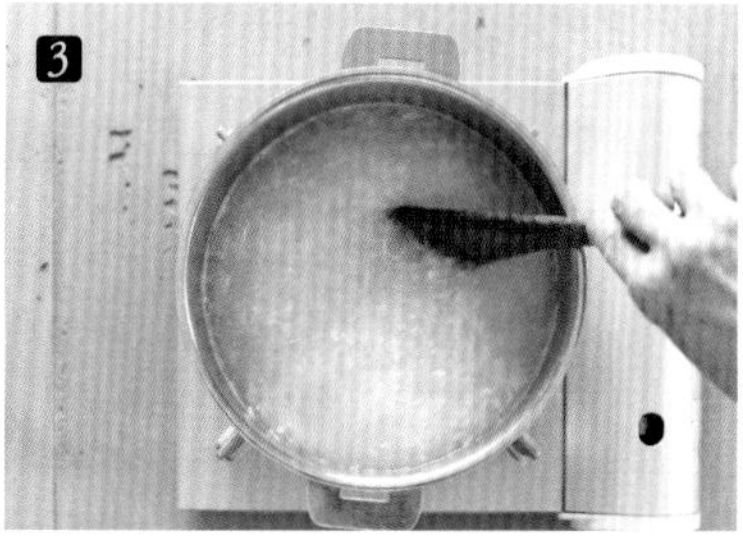


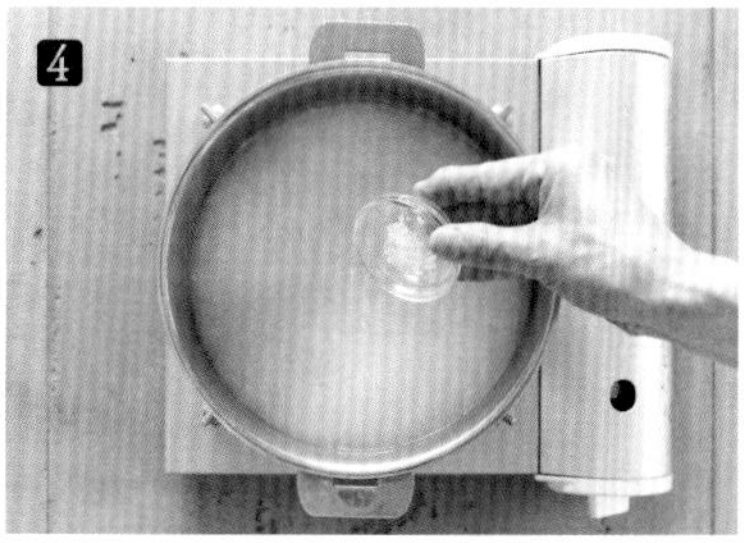

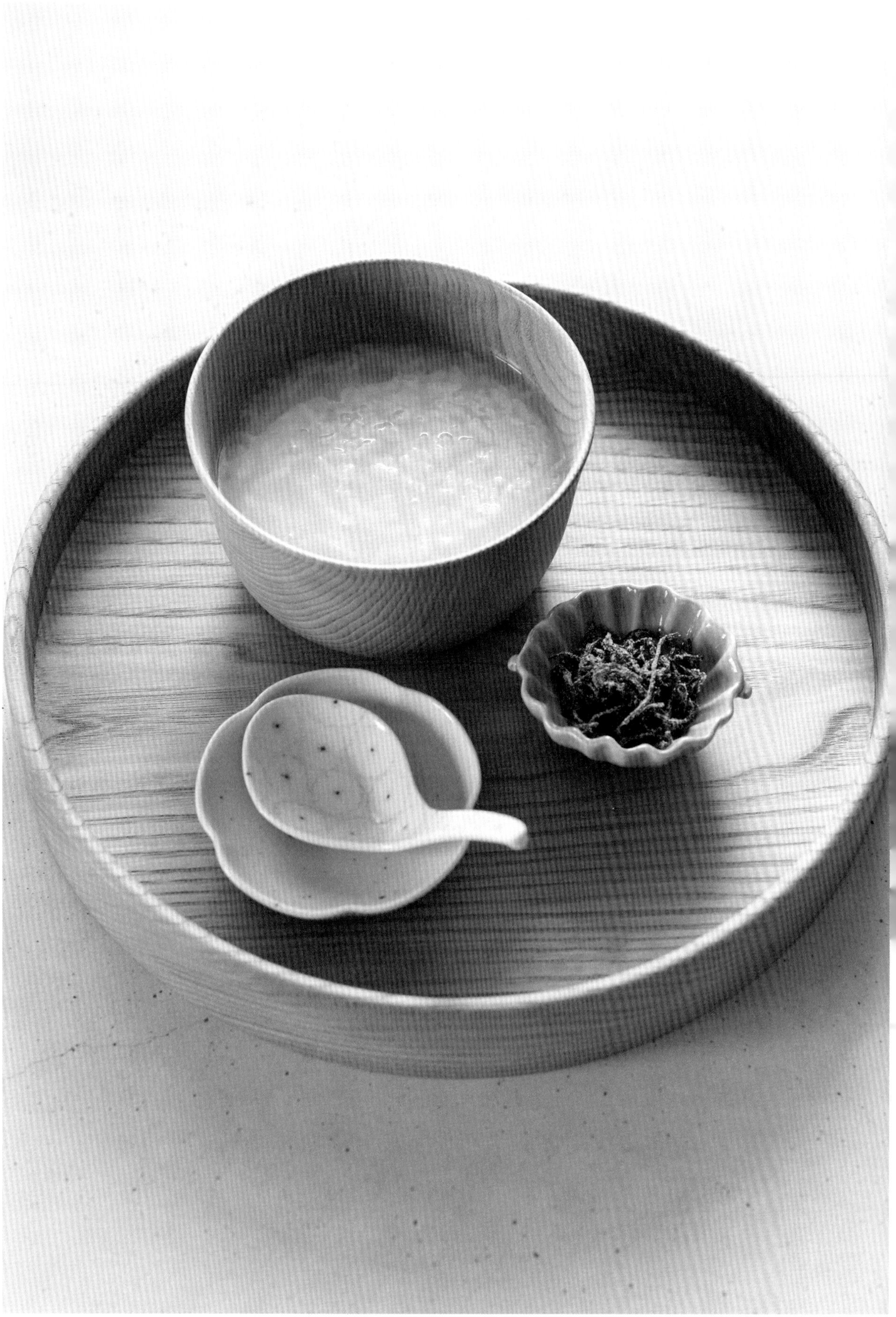

基本のおかゆ②

# 三分がゆ

三分がゆは、白米1に対して水20の割合で炊きます。今回は白米½合でご紹介しています。七分がゆよりもさらにやわらかく炊き上がるので、食欲のないときにおすすめです。

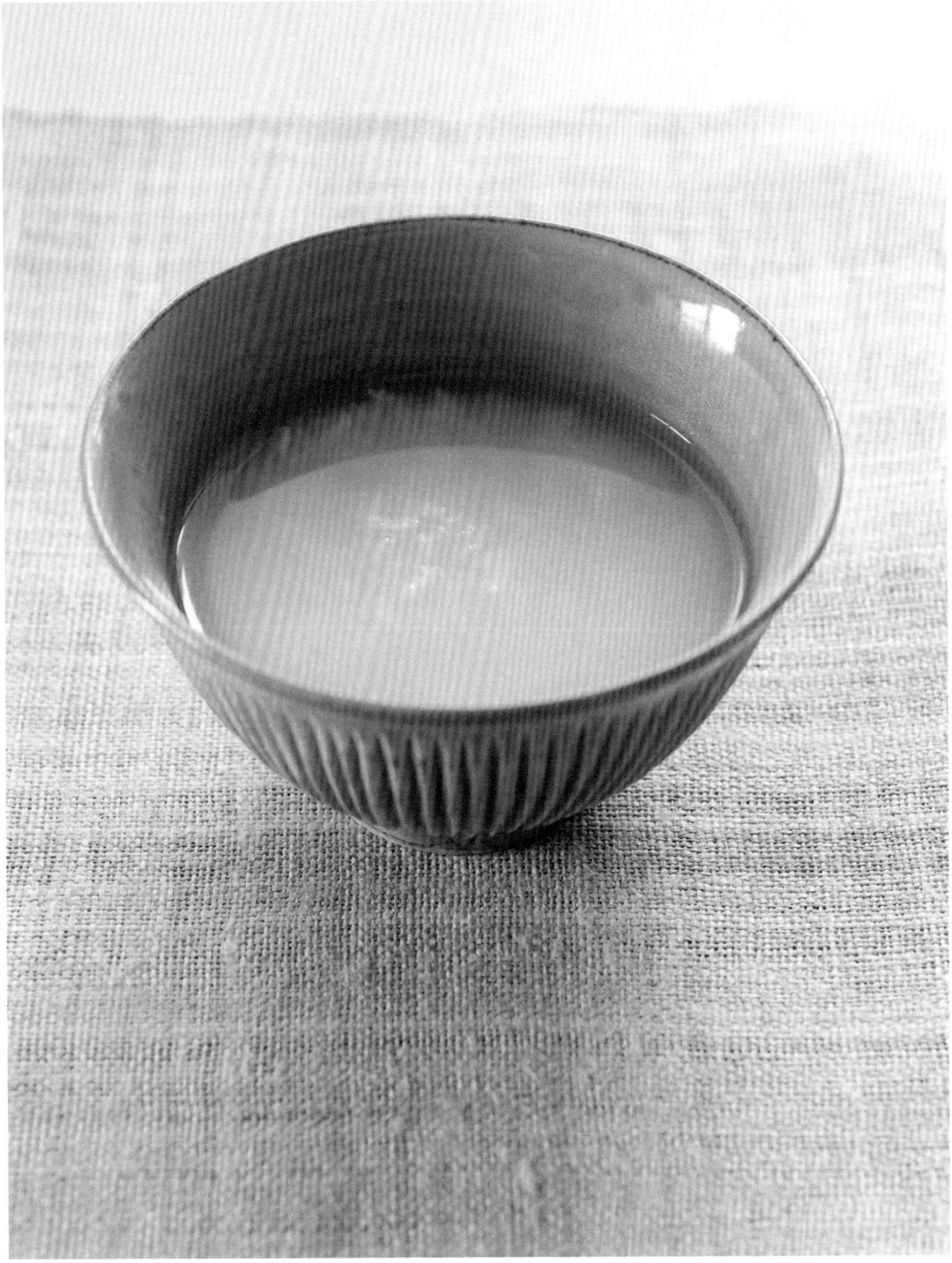

［材料］3～4人分

白米…1/2合
水…10カップ
塩…小さじ1/4

［保存方法（P.13参照）］

おかゆは粗熱を取り、冷凍保存容器に1人分（200g目安）または2人分入れて蓋をし、冷凍保存。

保存期間　冷凍で2週間

［作り方］

1. 白米は洗い、水に30分ほどつけてザルに上げる。
2. 鍋に分量の水を入れて強火にかけ、沸騰したら1を加えて軽く混ぜ、再び沸騰させる。
3. 少しずらして蓋をし、弱火～弱めの中火にしてときどき木ベラで鍋底から混ぜながら20分ほど煮る。塩を加えて軽く混ぜる。

基本のおかゆ③

# 茶がゆ

基本の白米がゆに番茶を入れて炊くだけ。
しっかりお茶を煮出すことで、芳潤なお茶の香りが広がります。
やさしい味わいで心もからだもあたたまるおかゆです。

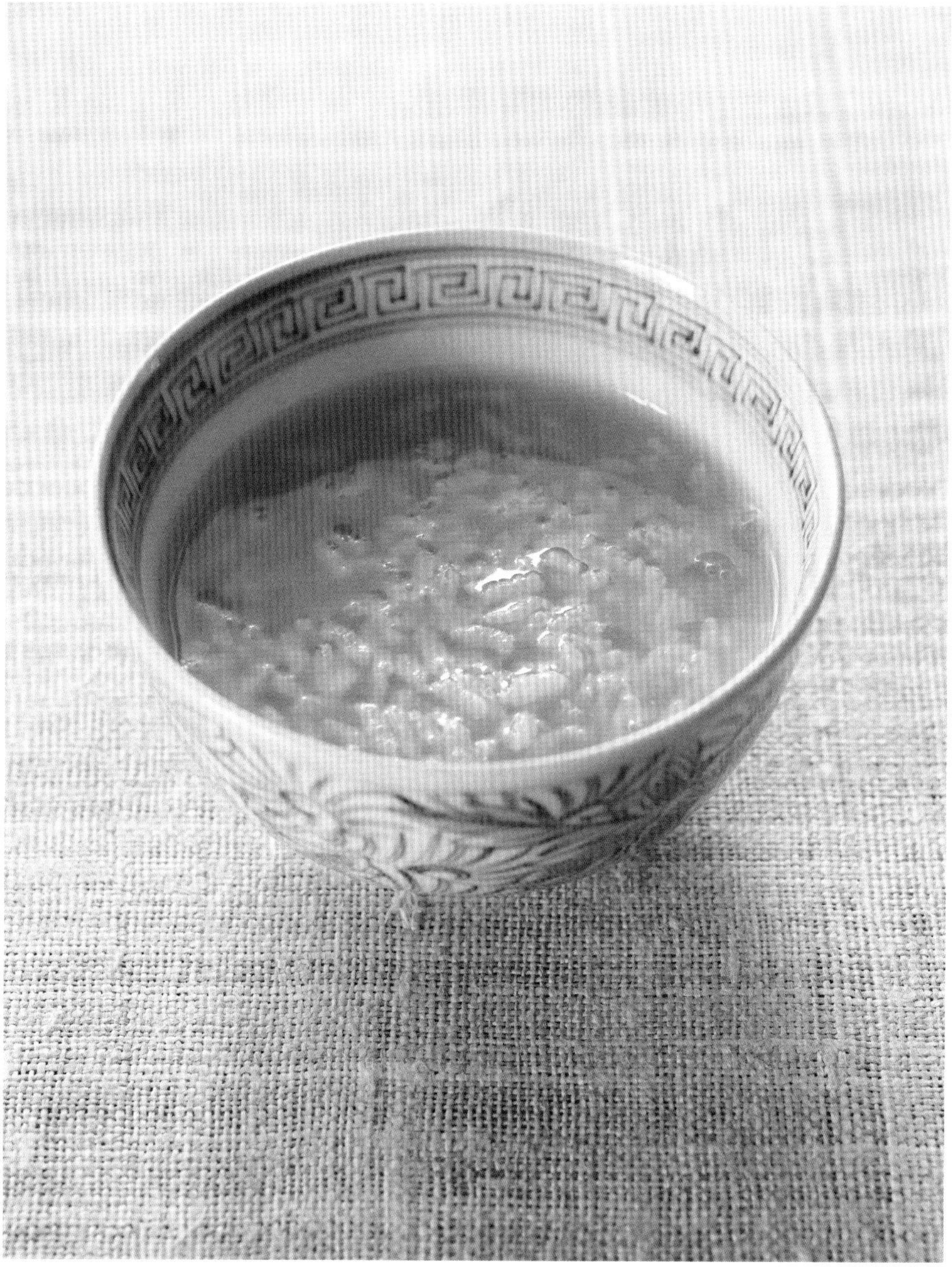

［**材料**］3～4人分

白米 … 1合
水 … 6カップ
番茶 … 10g

［**保存方法**（P.13参照）］

おかゆは粗熱を取り、冷凍保存容器に1人分（200g目安）または2人分入れて蓋をし、冷凍保存。

保存期間　冷凍で2週間

［**作り方**］

**1** 白米は洗い、水に30分ほどつけてザルに上げる。

**2** 鍋に分量の水、番茶をお茶パックに入れて（またはさらしなどに包んで）強火にかけ、沸騰したら**1**を加えて軽く混ぜ、再び沸騰させる。

**3** 少しずらして蓋をし、弱火～弱めの中火にしてときどき木べラで鍋底から混ぜながら20分ほど煮る。番茶を取り出す。

基本のおかゆ④

# 小豆《あずき》がゆ

小豆を入れることによって彩りもきれいで、風味豊かなおかゆに。
しっかりゆでることでやわらかくした小豆は
トッピングの黒ごまとも相性抜群です。

［材料］3～4人分

白米…1合
水…8カップ
小豆…1/3カップ
塩…小さじ1/2～1
黒煎りごま…適宜

［作り方］

**1** 小豆はさっと洗って水からゆで、2回ゆでこぼす。鍋に小豆、たっぷりの水を入れて火にかけ、厚手のペーパータオルをかける。少しずらして蓋をし、途中水を足しながら弱火にして40分ほど煮る。火を止め、蓋を完全にして15分ほど蒸し、ザルに上げる。

**2** 白米がゆ（P.16）の作り方**1**～**3**と同様におかゆを作る。ただし、**2**の水の分量は8カップにする。

**3** 炊き上がりの10分ほど前に**1**、塩を加えて木ベラで軽く混ぜる。器に盛り、好みで黒煎りごまをかけていただく。

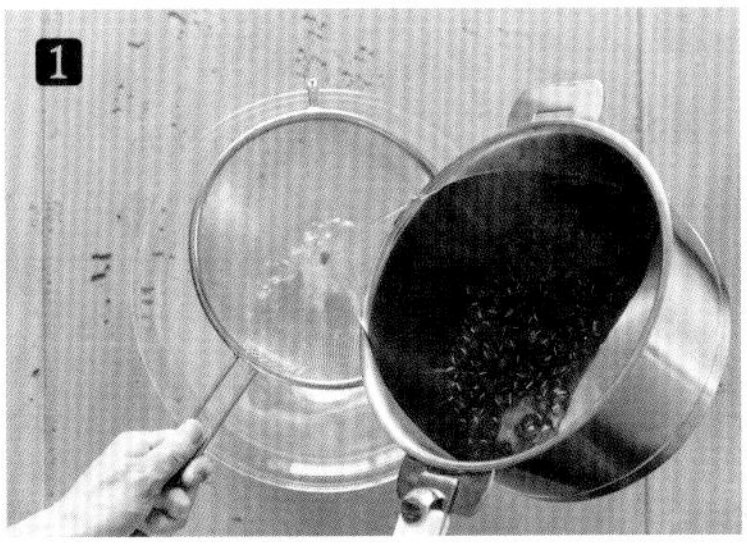


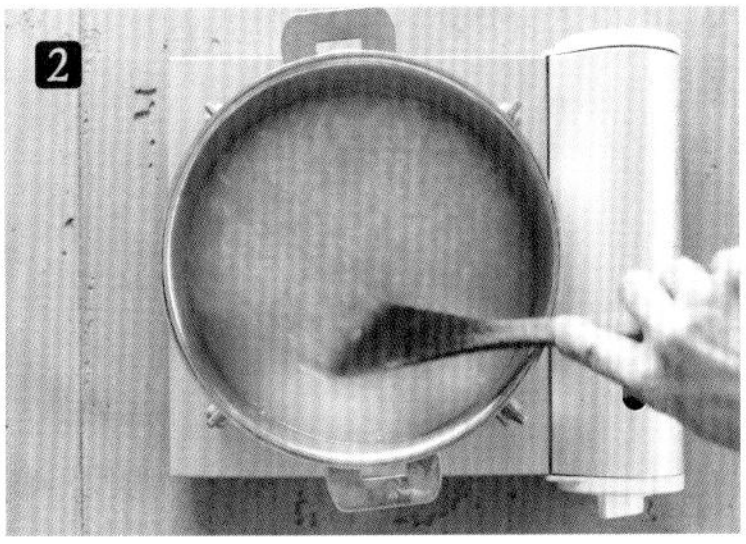


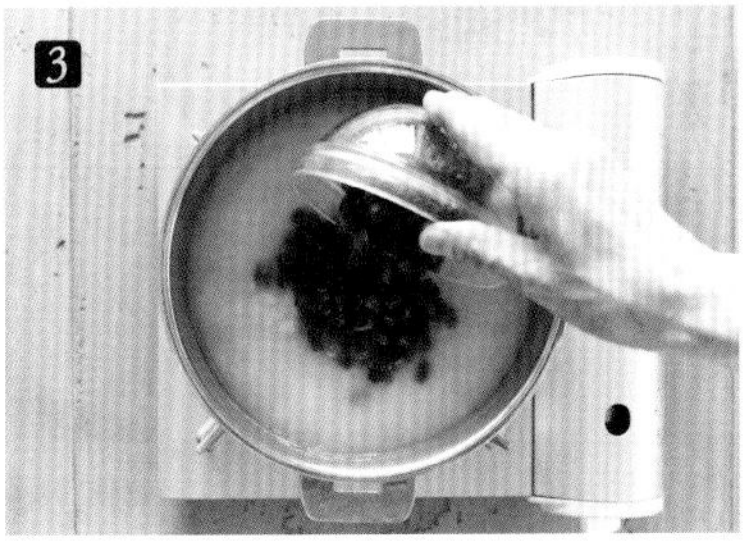


［保存方法（P.13参照）］
おかゆは粗熱を取り、冷凍保存容器に1人分（200g目安）または2人分入れて蓋をし、冷凍保存。。

保存期間　冷凍で2週間

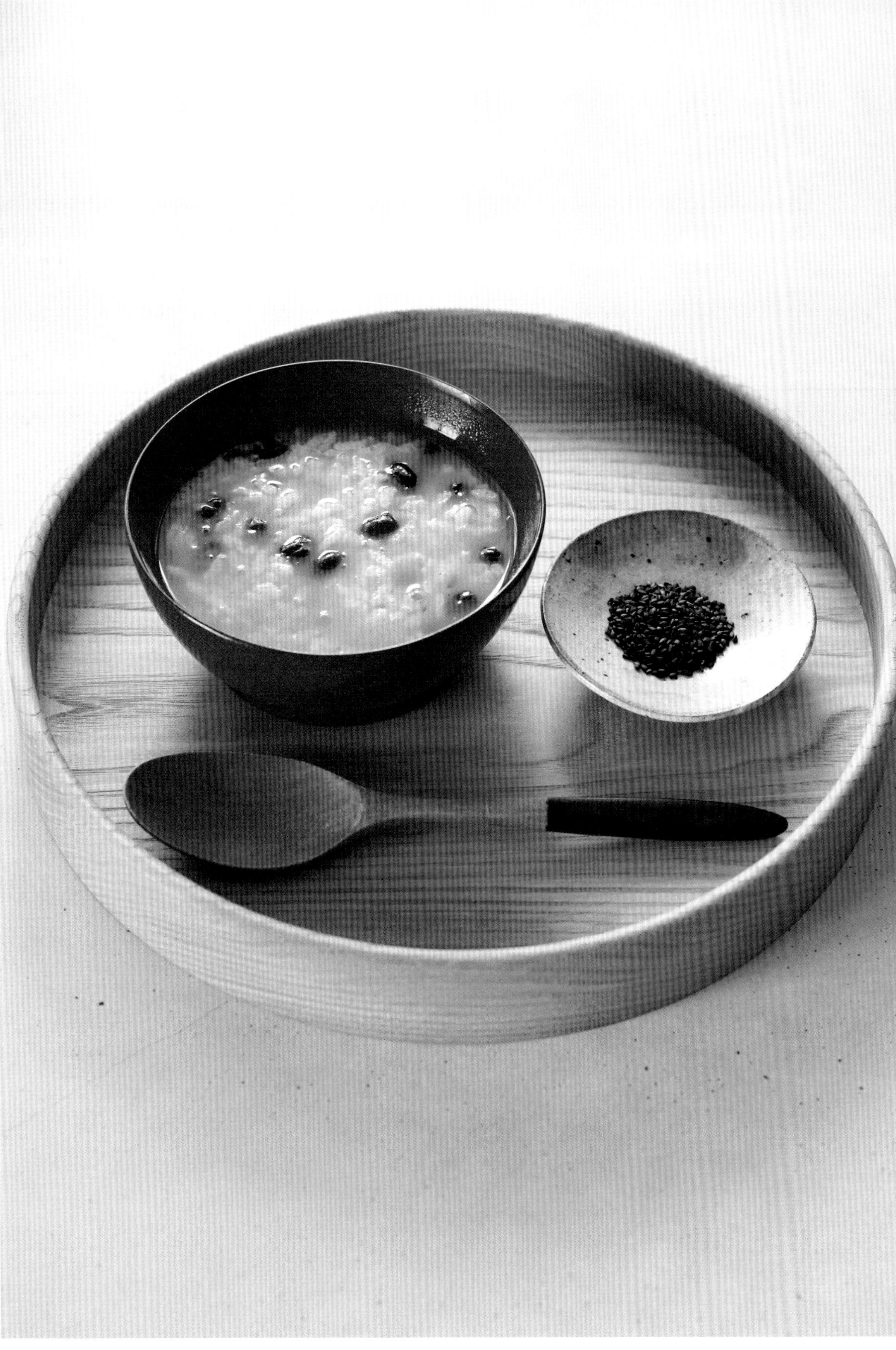

基本のおかゆ⑤

# もち麦がゆ

プチプチとした食感のもち麦を入れることで
歯応えのある食物繊維豊富なおいしいおかゆになります。
香ばしい香りと食感を楽しんでみてください。

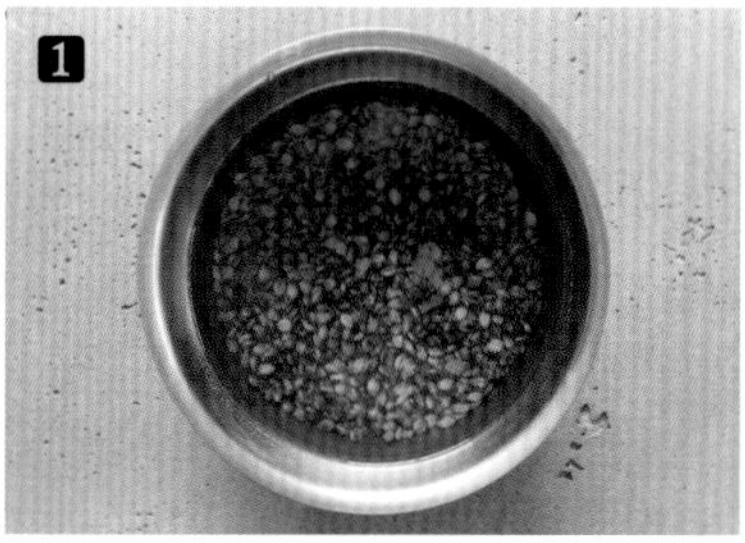

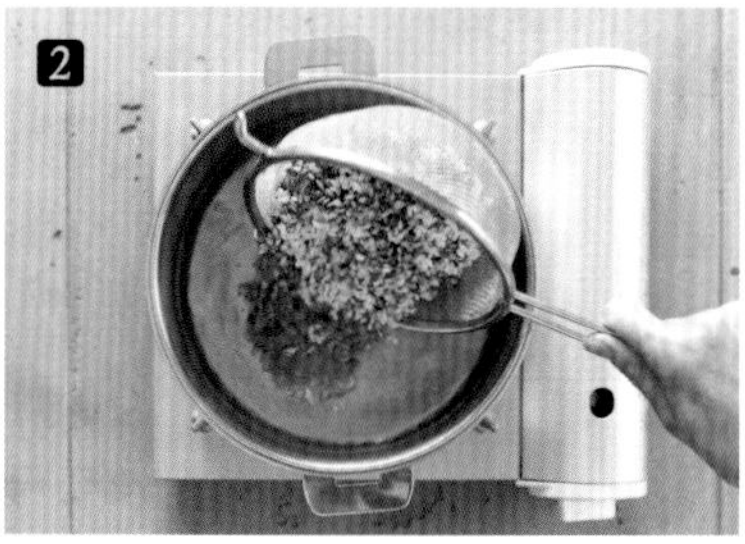

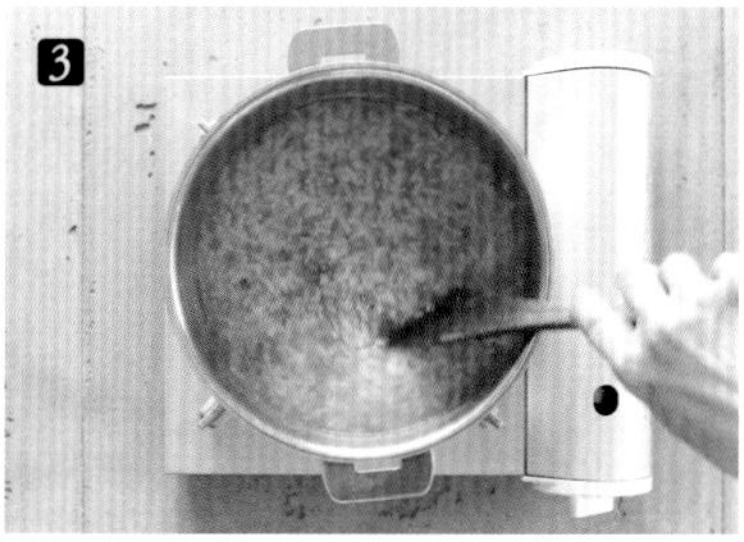

［材料］3〜4人分

白米 … 2/3合
もち麦 … 1/3合
水 … 6カップ
塩 … 小さじ1/4
たくあん … 適宜

［作り方］

1 白米ともち麦は合わせて洗い、水に30分ほどつけてザルに上げる。

2 鍋に分量の水を入れて強火にかけ、沸騰したら1を加えて軽く混ぜ、再び沸騰させる。

3 少しずらして蓋をし、弱火〜弱めの中火にしてときどき木ベラで鍋底から混ぜながら20分ほど煮る。塩を加えて軽く混ぜる。器に盛り、好みでたくあんと一緒にいただく。

［保存方法 (P.13参照)］

おかゆは粗熱を取り、冷凍保存容器に1人分（200g目安）または2人分入れて蓋をし、冷凍保存。

保存期間　冷凍で2週間

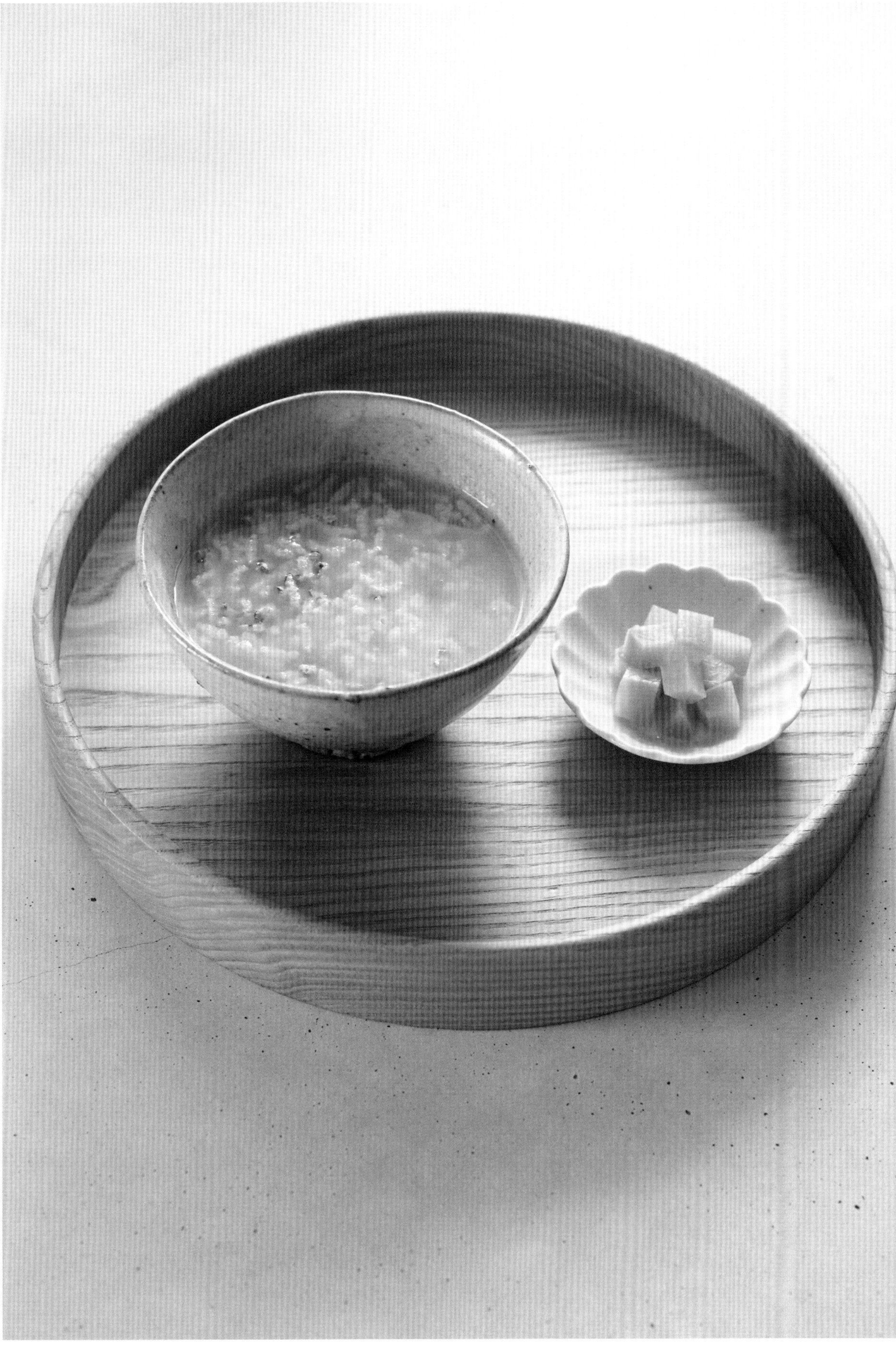

基本のおかゆ⑥

# 雑穀がゆ

さまざまな雑穀が入ったおかゆ。幅広く栄養が摂れて雑穀の彩りと味わいも楽しめます。雑穀米を洗うときはひえや粟が流れやすいので、ザルではなく茶こしを使いましょう。

［材料］3～4人分

白米 … 1合
雑穀米 … 1/4合
水 … 6～7カップ
塩 … 小さじ1/3
梅干し … 適宜

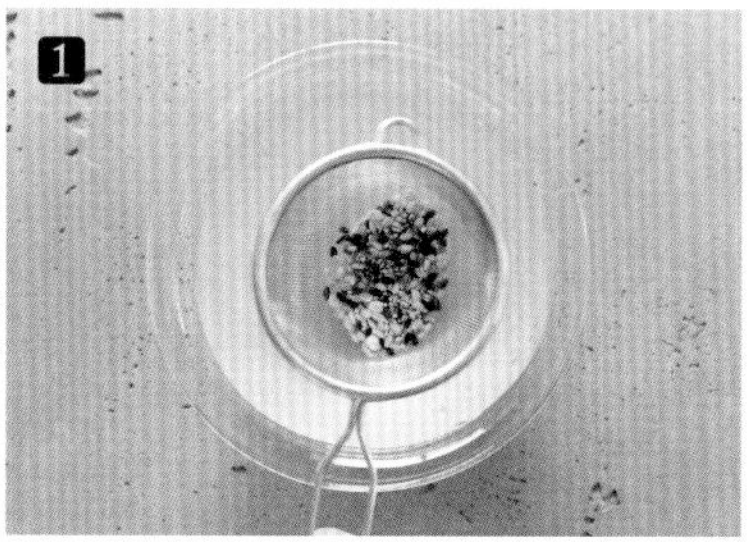


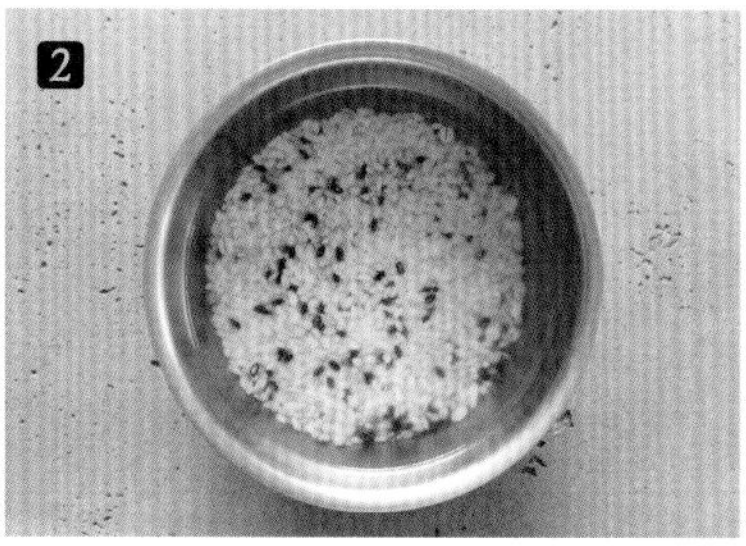


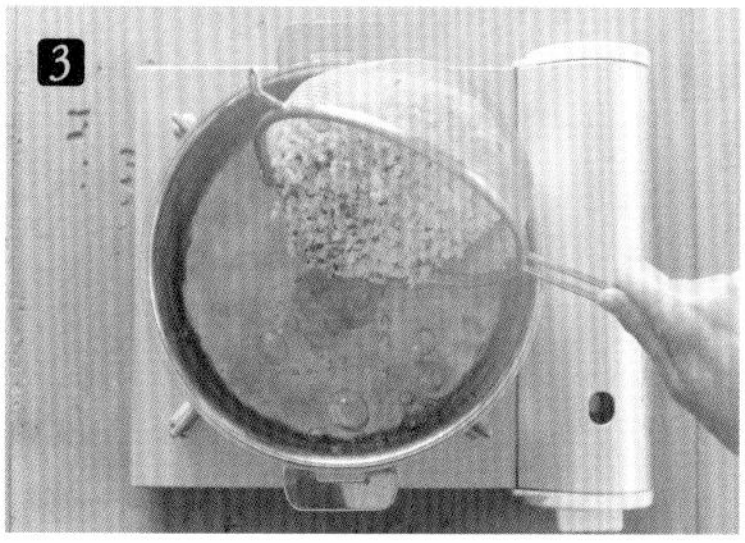


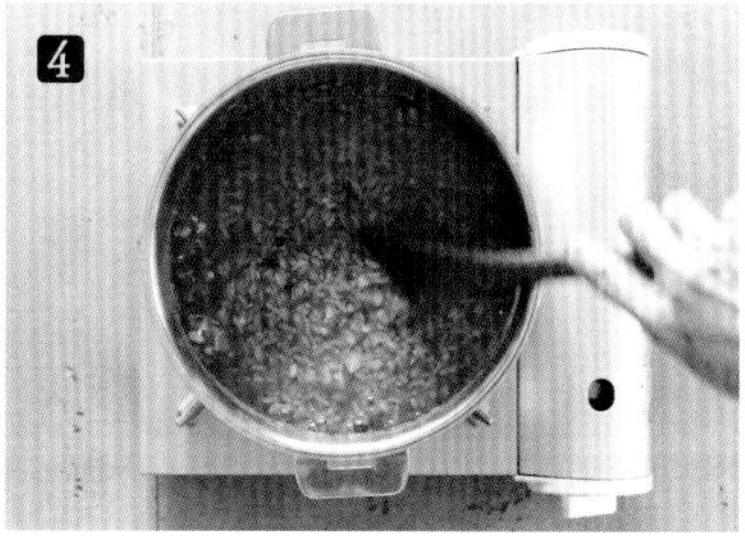


［作り方］

1 雑穀米は茶こしに入れ、水を張ったボウルでふり洗いする。

2 白米は洗い、1と合わせて水に30分ほどつけてザルに上げる。

3 鍋に分量の水を入れて強火にかけ、沸騰したら2を加えて軽く混ぜ、再び沸騰させる。

4 少しずらして蓋をし、弱火～弱めの中火にしてときどき木ベラで鍋底から混ぜながら20分ほど煮る。塩を加えて軽く混ぜる。器に盛り、好みで梅干しをのせていただく。

［保存方法（P.13参照）］

おかゆは粗熱を取り、冷凍保存容器に1人分（200g目安）または2人分入れて蓋をし、冷凍保存。

保存期間　冷凍で2週間

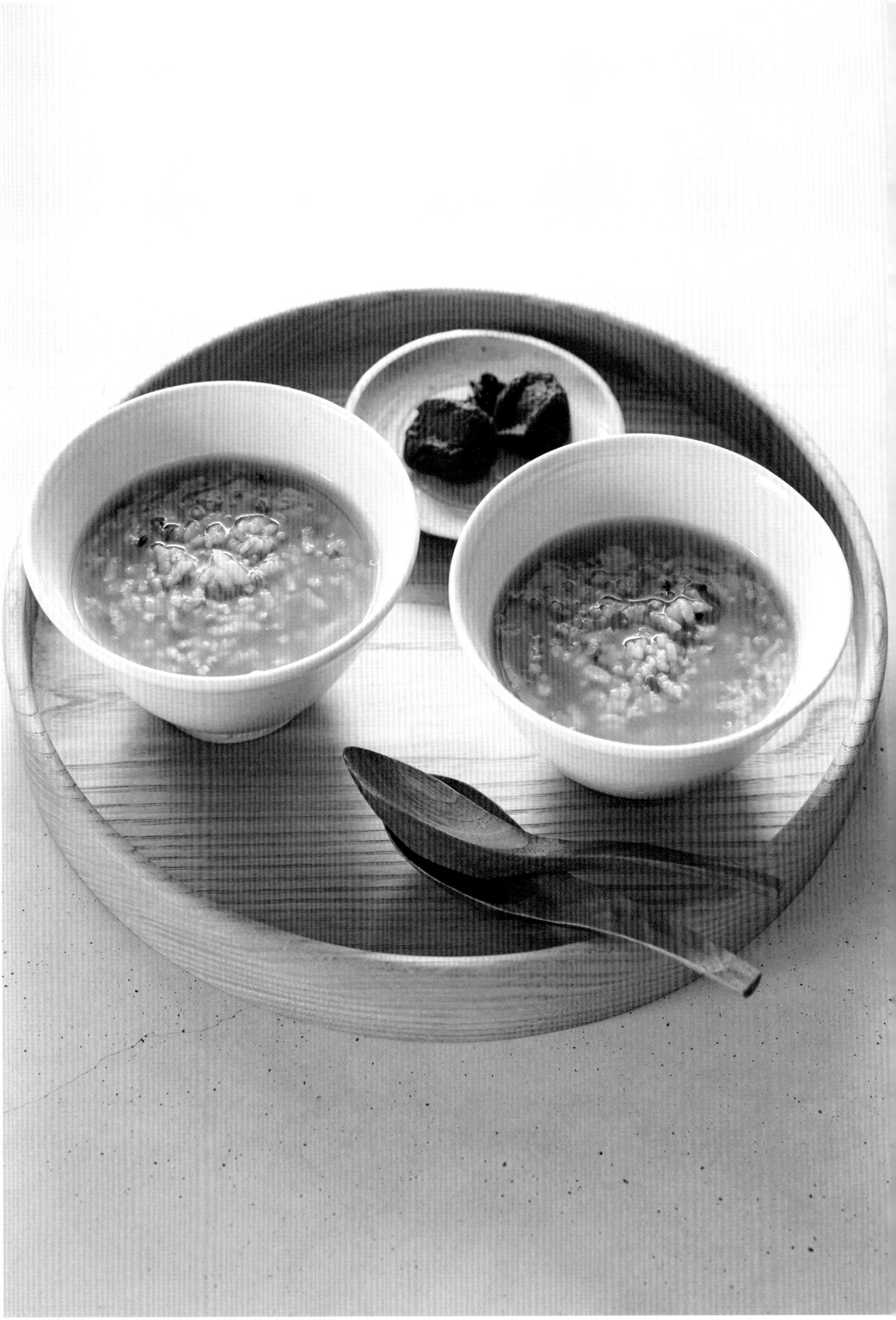

基本のおかゆ⑦

# 発芽玄米がゆ

発芽玄米を入れたからだにやさしいおかゆです。
食物繊維やビタミンB群など栄養豊富な発芽玄米は
玄米よりも時間がかからず、早く炊けるのでおすすめです。

［材料］3〜4人分

白米 … 2/3合
発芽玄米 … 2/3合
水 … 6カップ
塩 … 小さじ1/4
きゅうりのぬか漬け … 適宜

［作り方］

**1** 白米と発芽玄米は合わせて洗い、水に30分ほどつけてザルに上げる。

**2** 鍋に分量の水を入れて強火にかけ、沸騰したら**1**を加えて軽く混ぜ、再び沸騰させる。

**3** 少しずらして蓋をし、弱火〜弱めの中火にしてときどき木ベラで鍋底から混ぜながら20分ほど煮る。塩を加えて軽く混ぜる。器に盛り、好みできゅうりのぬか漬けと一緒にいただく。

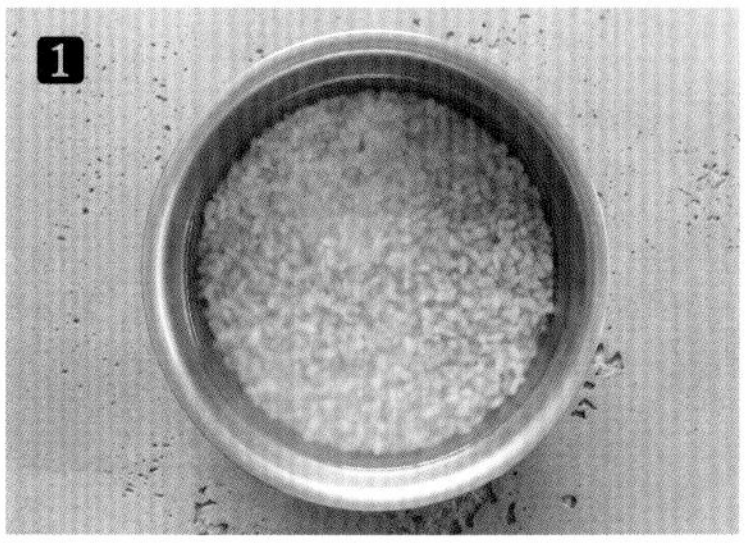


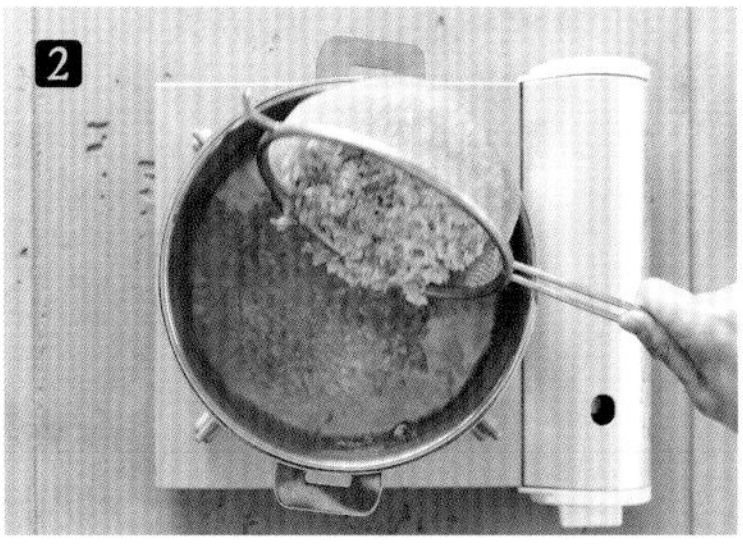


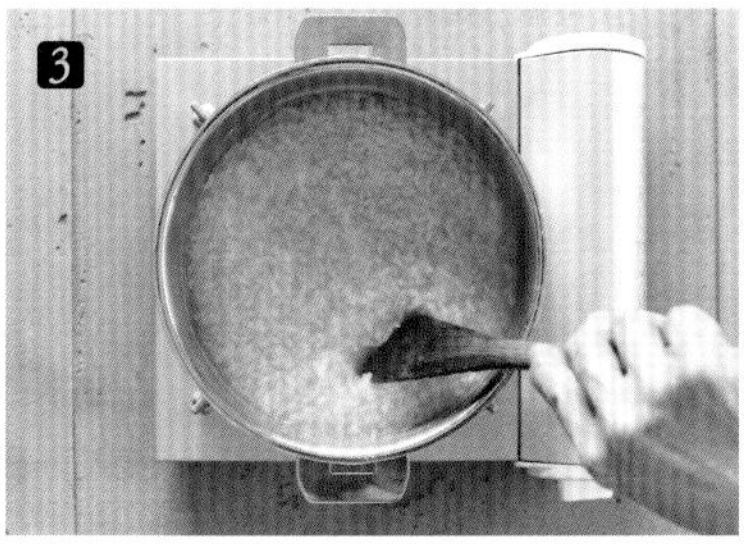


［保存方法（P.13参照）］

おかゆは粗熱を取り、冷凍保存容器に1人分（200g目安）または2人分入れて蓋をし、冷凍保存。

保存期間　冷凍で2週間

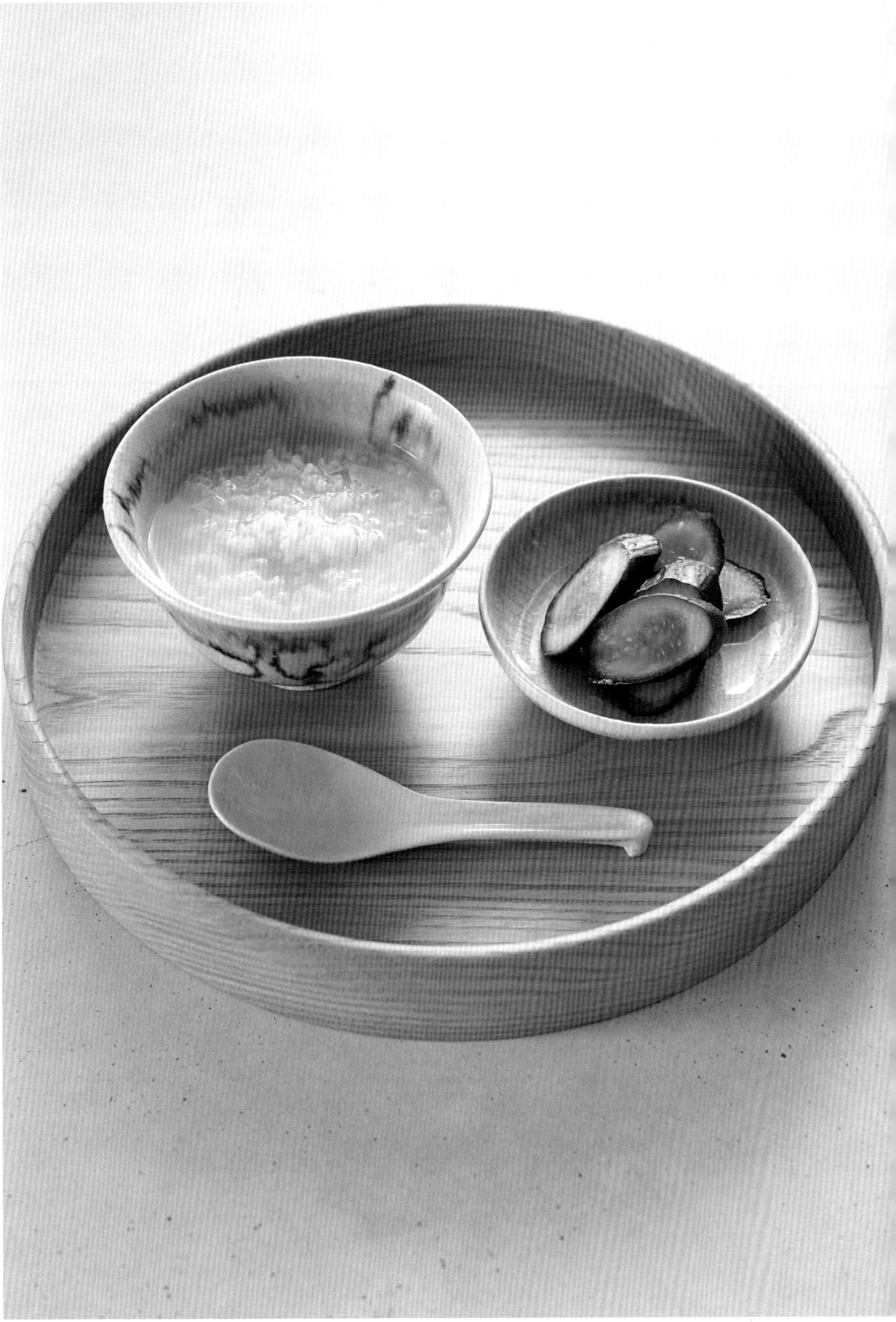

## おかゆにちょい足し①
# のせるだけ・かけるだけ

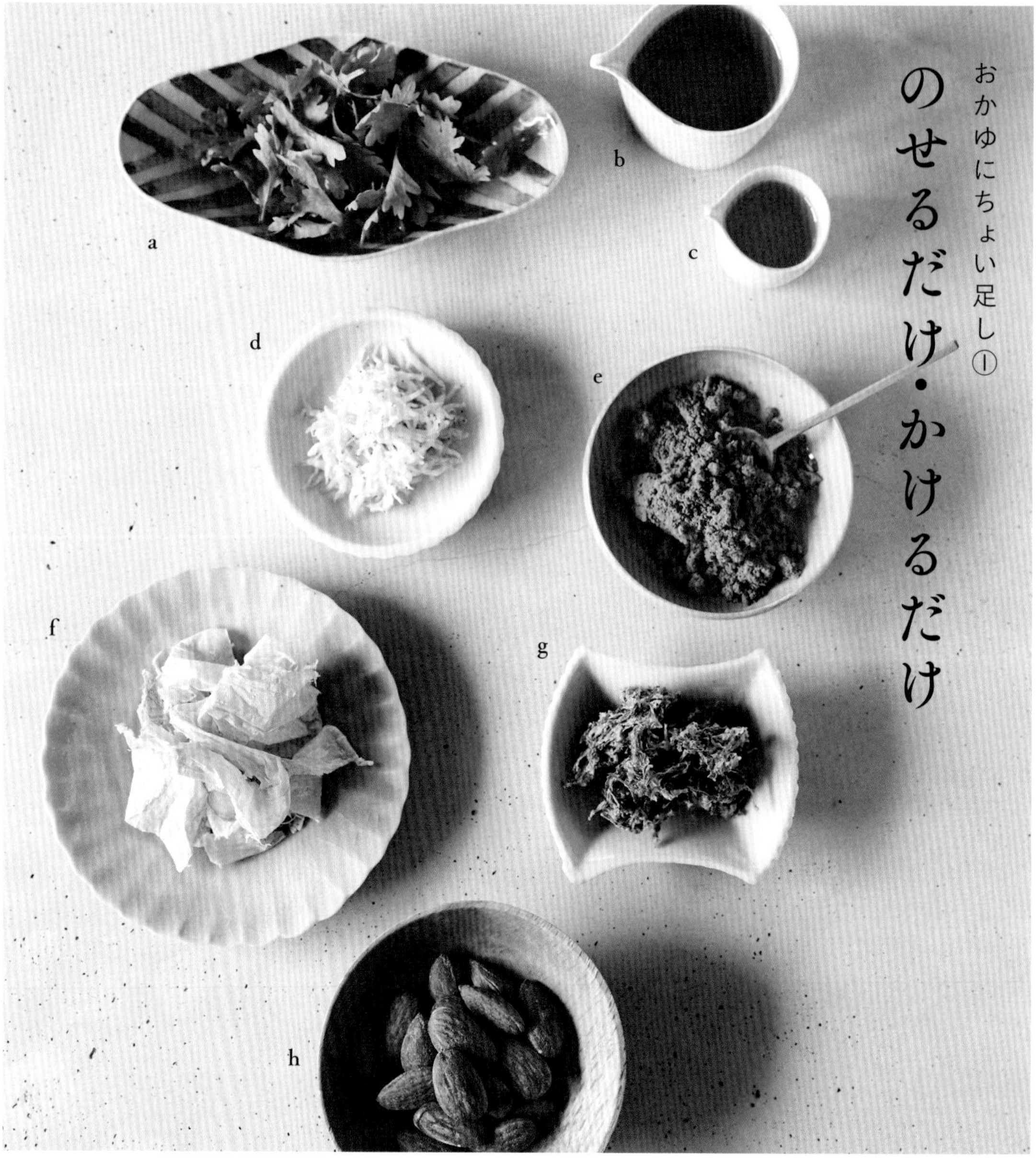


### a 香菜《シャンツァイ》

エスニック料理などに使われるハーブ野菜。パクチーやコリアンダーとも呼ばれ、クセのある独特な香りが特徴。

### b 黒酢

長時間じっくり発酵させて作った琥《こ》珀《はく》色の酢。普通の酢よりもまろやかな味わいで芳潤な香りが特徴。

### c ラー油

ごま油などで唐辛子、香味野菜、香辛料を加熱して作られたもの。餃子や麺類、料理の風味づけに使われる。

### d しらす

いわしの稚魚のことで、主に2㎝ほどの大きさまでのものを「しらす」と呼ぶ。たんぱく質やカルシウムを豊富に含む。

### e きなこ

大豆を煎ってひき、粉にしたもので香ばしい風味が特徴。大豆イソフラボンやカルシウムなどの栄養素を多く含む。

### f おぼろ昆布

1枚の昆布をカンナをかけるように帯状に薄く削ったもので、ひらひらな見た目で繊細で甘みのある、上品な味わい。

### g あおさ

緑藻類に属する海藻で磯の香りが強いのが特徴。ビタミン、ミネラル、食物繊維などの栄養素をバランスよく含む。

### h アーモンド

バラ科の落葉高木。アーモンドにはからだによいとされる栄養素や、美容に役立つうれしいビタミンを多く含む。

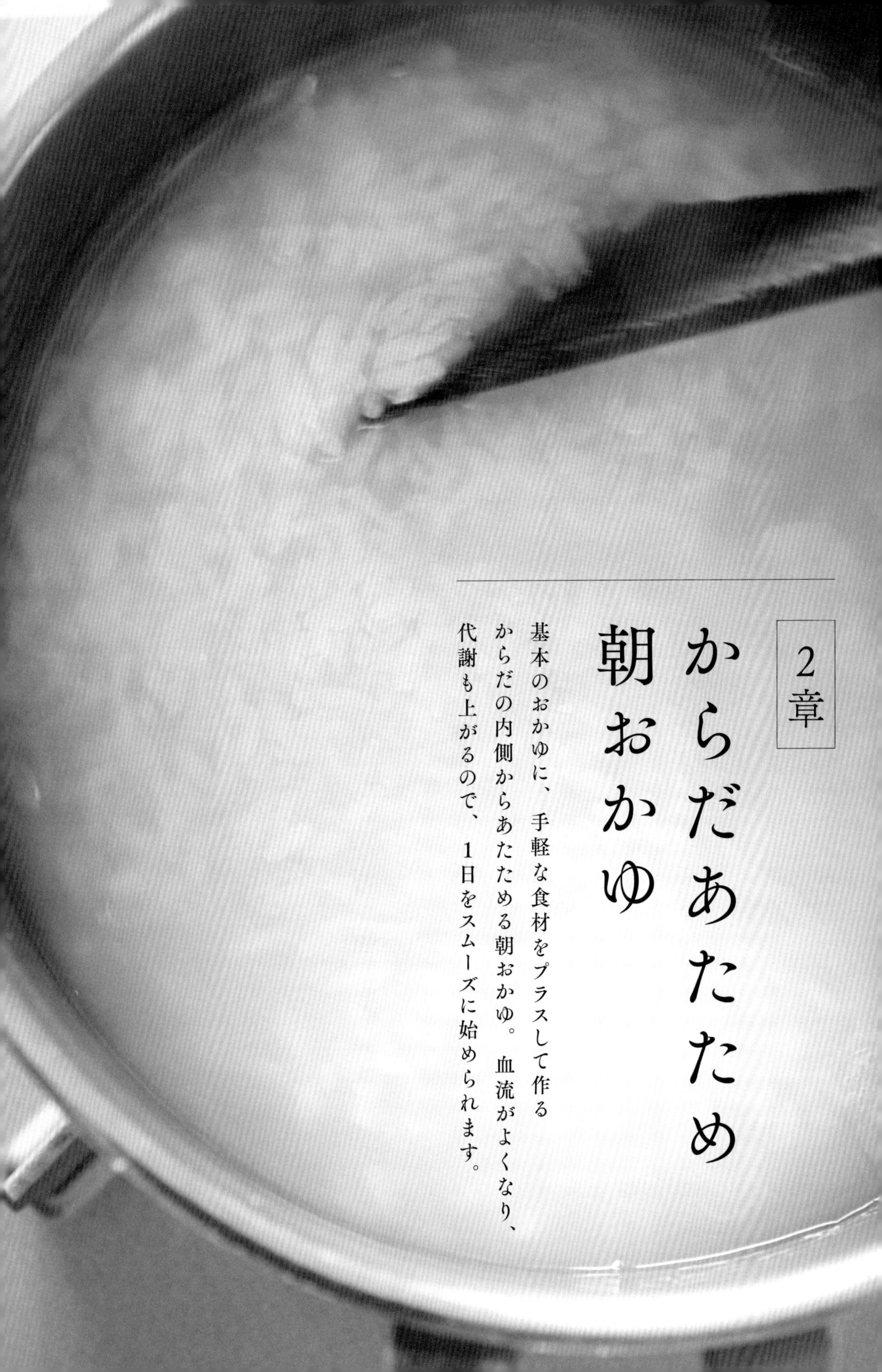

# 2章

# からだあたため朝おかゆ

基本のおかゆに、手軽な食材をプラスして作る
からだの内側からあたためる朝おかゆ。血流がよくなり、
代謝も上がるので、1日をスムーズに始められます。

# 豆《とう》苗《みょう》とホタテのおかゆ

ホタテのうまみがしみ出ただしが絶品の味わい。
豆苗の歯応えもよいアクセント。おろししょうがもきいて
食欲がない朝でもさらっと食べられる一品です。

［材料］2人分

白米がゆ（P.16参照）… 400g
豆苗 … 1/4袋
A 水 … 3/4カップ
　塩 … 小さじ1/4
ホタテ貝柱缶（ほぐし身／水煮）… 小1缶（130g）
しょうが（すりおろし）… 1/2かけ分
カリカリ小梅 … 適宜

［作り方］

1. 豆苗は根元を切り落として2cm長さに切る。
2. 鍋に白米がゆ、Aを入れ、ホタテ貝柱缶は缶汁ごと加えて火にかける。
3. 沸騰したら豆苗を加えてひと煮する。器に盛り、しょうがをのせる。好みでカリカリ小梅をのせていただく。

［組み合わせにおすすめ副菜！］
●輪切り焼きれんこん（P.44参照）
●梅みりんそぼろ（P.72参照）

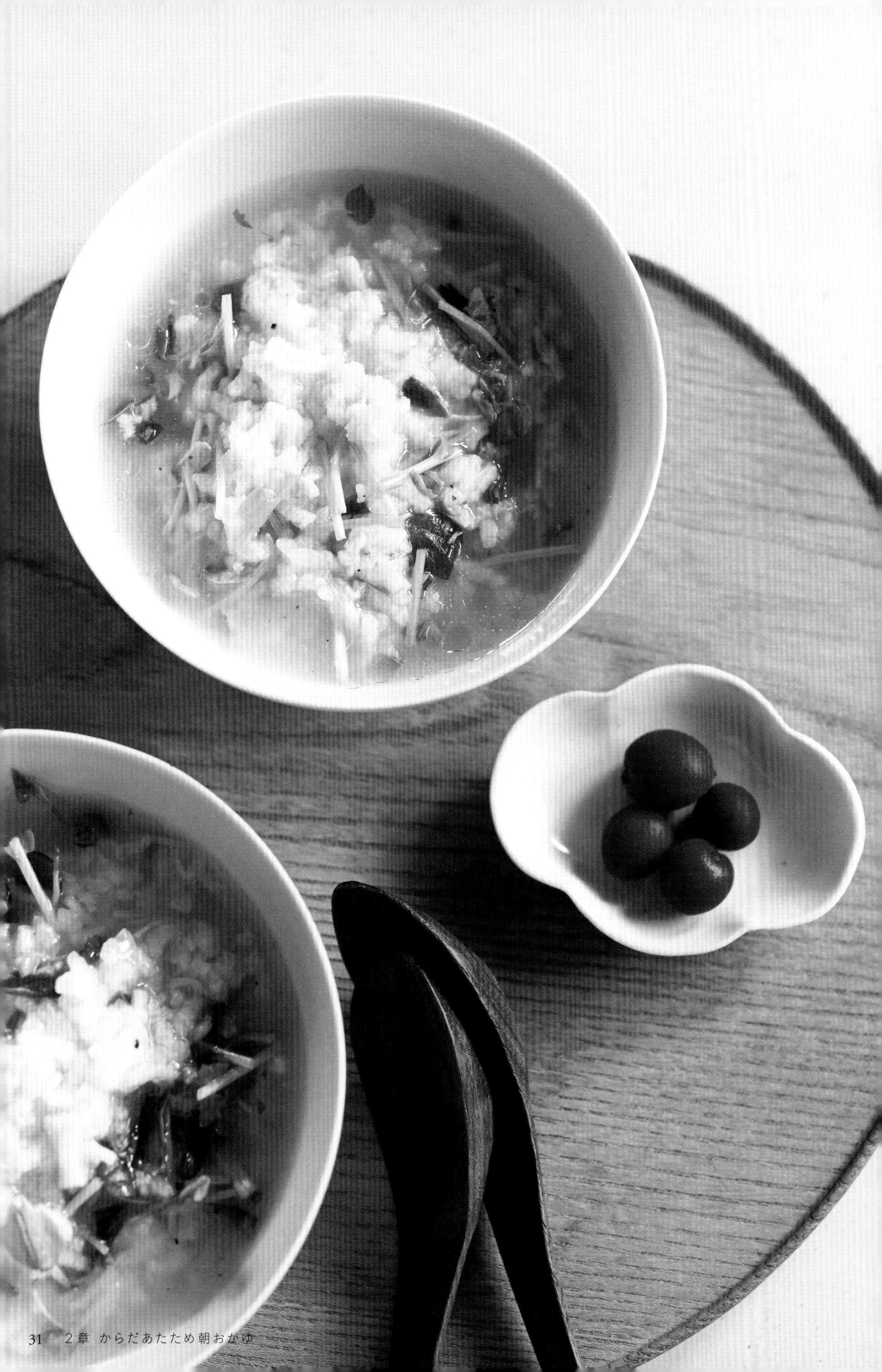

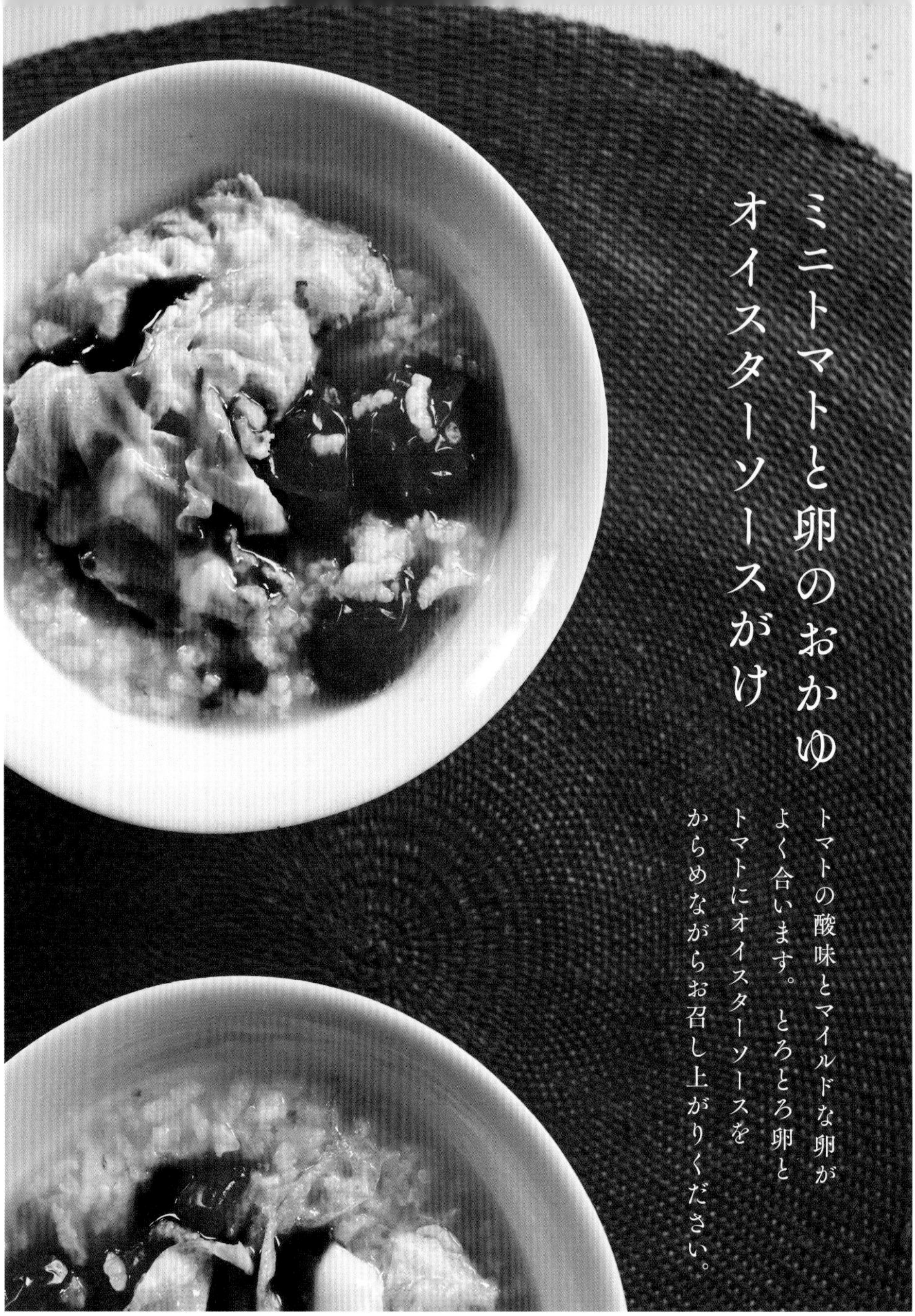

# ミニトマトと卵のおかゆ オイスターソースがけ

トマトの酸味とマイルドな卵がよく合います。とろとろ卵とトマトにオイスターソースをからめながらお召し上がりください。

［組み合わせにおすすめ副菜！］

●切り干し大根の甘酢和え（P.44参照）

［材料］2人分

白米がゆ（P.16参照）… 400g
ミニトマト … 10個
A オイスターソース … 小さじ1
　しょうゆ … 小さじ1/2
水 … 3/4カップ
溶き卵 … 2個分
ごま油 … 小さじ2

［作り方］

1. ミニトマトはヘタを取る。Aは混ぜ合わせる。
2. 鍋に白米がゆ、分量の水を入れて火にかけ、沸騰したらミニトマトを加える。少し煮くずれるまで2分ほど煮て器に盛る。
3. フライパンにごま油を強めの中火で熱し、溶き卵を流し入れて木ベラで大きくひと混ぜする。卵が半熟状態になったら2等分にし、2にのせて1のAをかける。

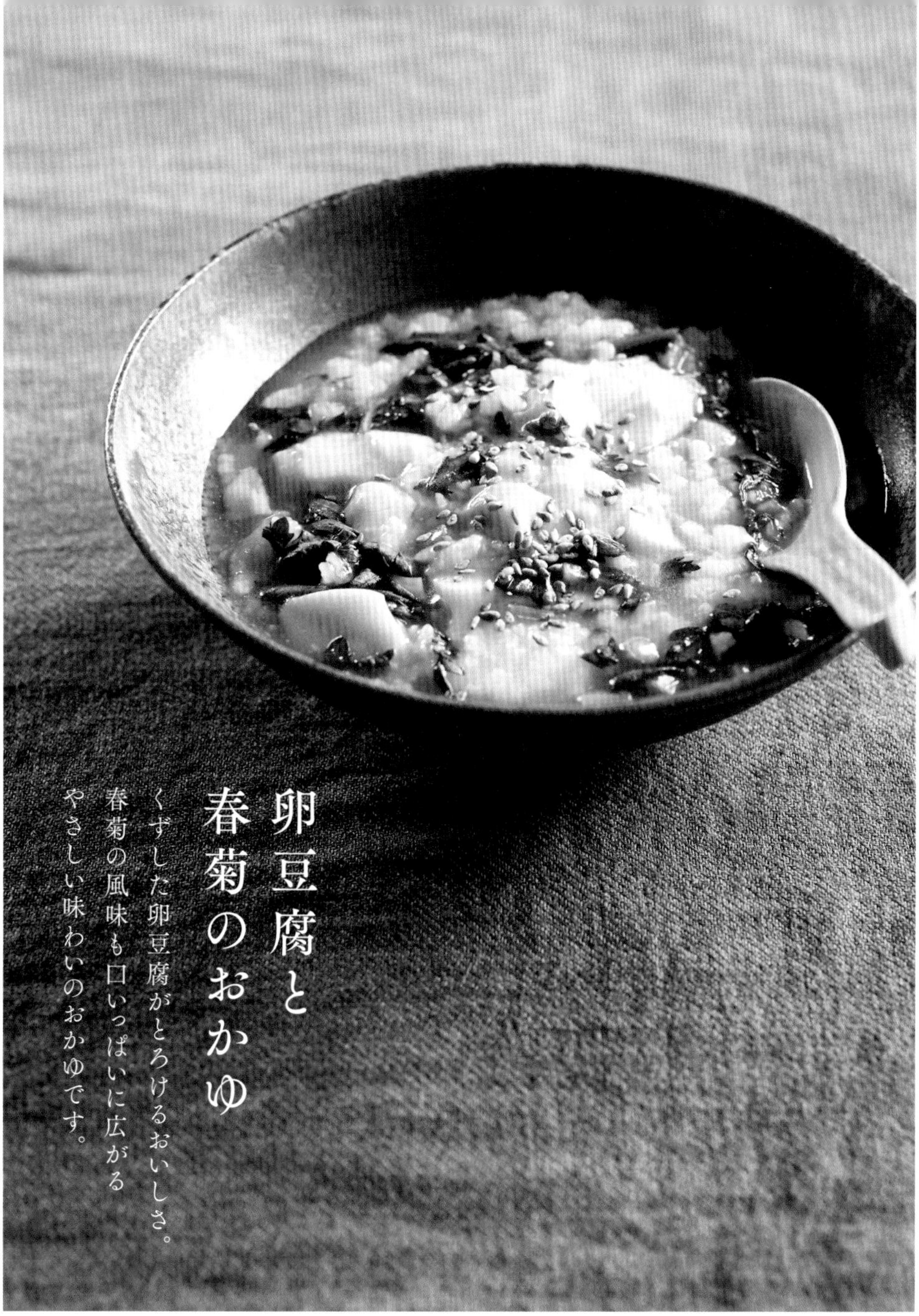

# 卵豆腐と春菊のおかゆ

くずした卵豆腐がとろけるおいしさ。
春菊の風味も口いっぱいに広がる
やさしい味わいのおかゆです。

［組み合わせにおすすめ副菜！］

- ゆでじゃがいもの野沢菜和え（P.46参照）
- 蒸し鶏（P.72参照）

［材料］2人分

もち麦がゆ（P.22参照）… 400g
春菊 … 3株
水 … 3/4カップ
卵豆腐 … 1個（50g）
みそ … 小さじ1と1/2
ごま油 … 小さじ1
白煎りごま … 小さじ1

［作り方］

1. 春菊は3㎝長さに切る。
2. 鍋にごま油を熱し、1を入れてさっと炒め、もち麦がゆ、分量の水を加える。
3. 沸騰したら卵豆腐を加え、軽くくずしてみそを溶き入れる。ひと煮したら器に盛り、白煎りごまをふる。

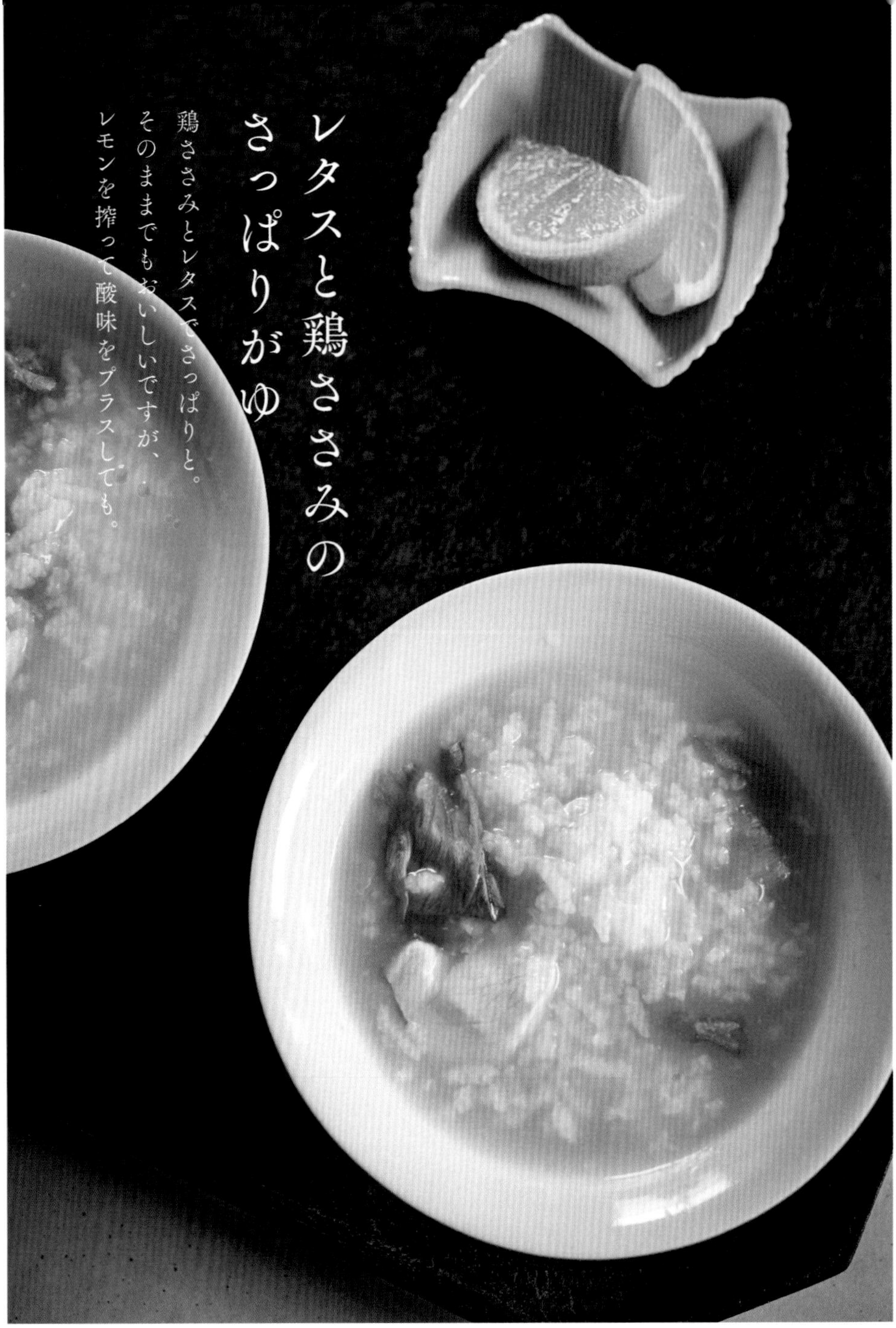

# レタスと鶏ささみのさっぱりがゆ

鶏ささみとレタスでさっぱりと。
そのままでもおいしいですが、
レモンを搾って酸味をプラスしても。

［組み合わせにおすすめ副菜！］

- 刻みしいたけとくるみダレ（P.46参照）
- 卵黄のみそ漬け（P.72参照）

［材料］2人分

白米がゆ（P.16参照）… 400g
レタス … 1枚
鶏ささみ … 2本（50g）
水 … 3/4カップ
ナンプラー … 小さじ1と1/2
レモンのくし形切り … 2個
オリーブ油 … 適宜

［作り方］

1. レタスはひと口大にちぎる。ささみは筋を取り除き、そぎ切りにする。
2. 鍋に白米がゆ、分量の水を入れて火にかけ、沸騰したらささみを加えて2分ほど煮る。
3. レタスを加え、1分ほど煮てナンプラーを加え、軽く混ぜる。器に盛り、レモンを添えて好みでオリーブ油をかけていただく。

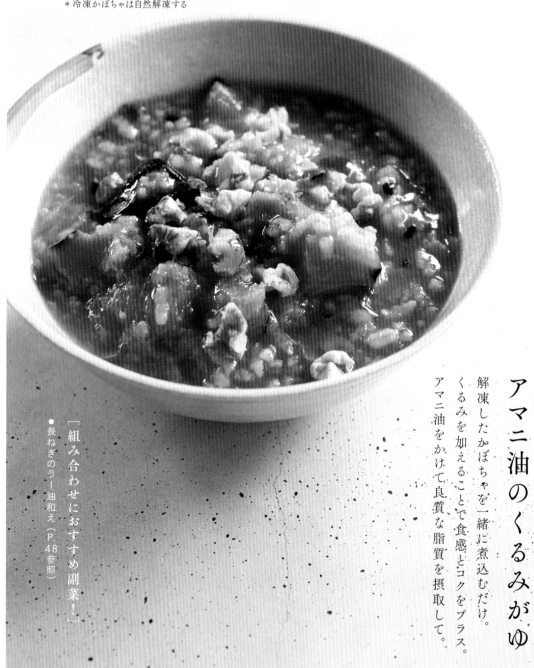

# 冷凍かぼちゃとアマニ油のくるみがゆ

解凍したかぼちゃを一緒に煮込むだけ。
くるみを加えることで食感とコクをプラス。
アマニ油をかけて良質な脂質を摂取して。

［材料］2人分

雑穀がゆ（P.24参照）… 300g
くるみ … 5g
水 … 1カップ
冷凍かぼちゃ＊… 160g
塩 … 小さじ1/2
アマニ油 … 小さじ2

＊冷凍かぼちゃは自然解凍する

［作り方］

1. くるみは粗みじん切りにする。
2. 鍋に雑穀がゆ、分量の水、かぼちゃを入れて火にかけ、蓋をして5分ほど煮る。
3. かぼちゃがやわらかくなったらフォークで粗くつぶし、塩を加えて軽く混ぜる。器に盛り、くるみを散らしてアマニ油をかける。

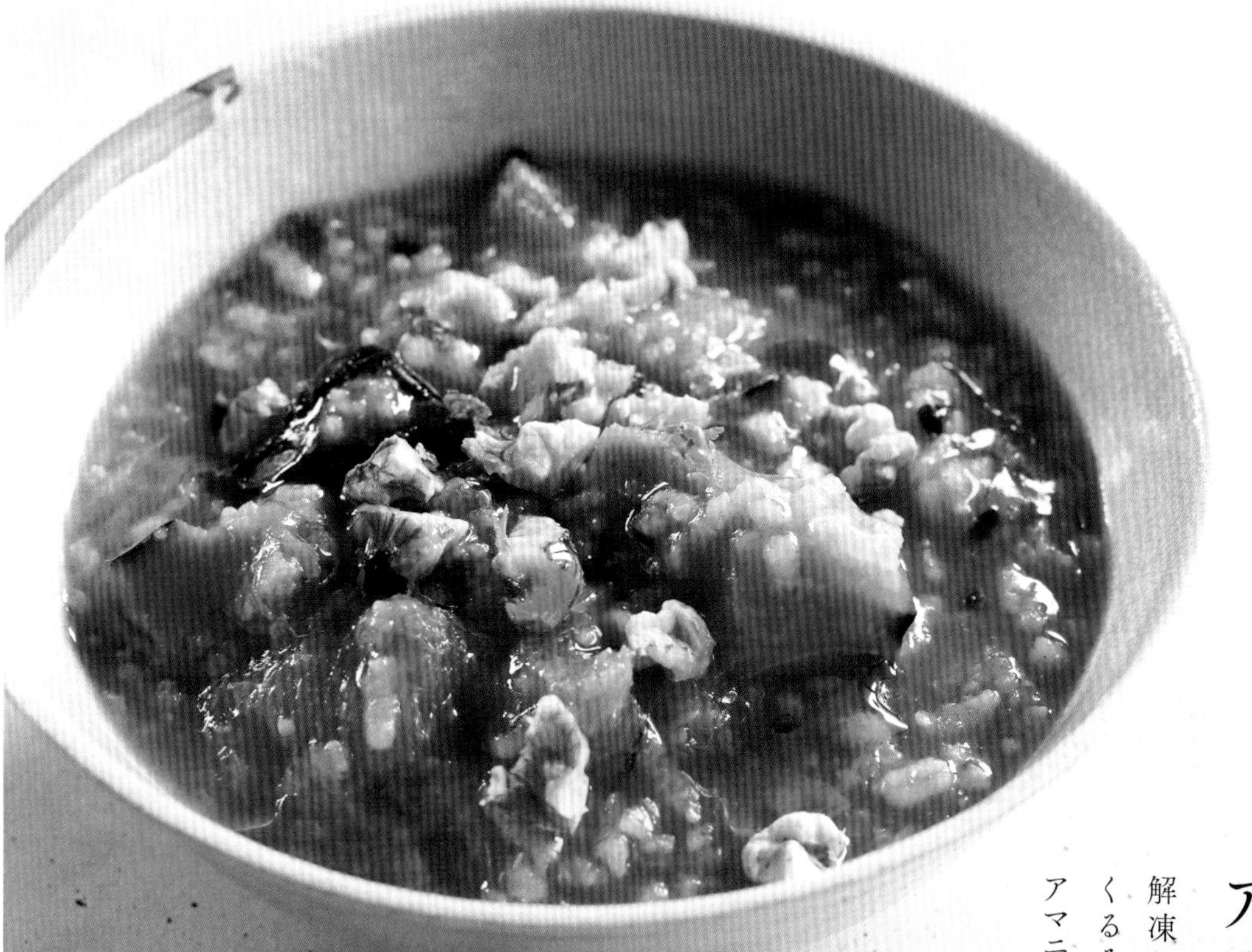

［組み合わせにおすすめ副菜！］
●長ねぎのラー油和え（P.48参照）

# レンチンほうれん草とかにかまがゆ

ほうれん草はレンジで加熱するから簡単。かにかまを加えて彩りと風味を豊かに、からだも心もほっとあたたまるおかゆです。

［組み合わせにおすすめ副菜！］

●レンジラーパーツァイ（P.46参照）

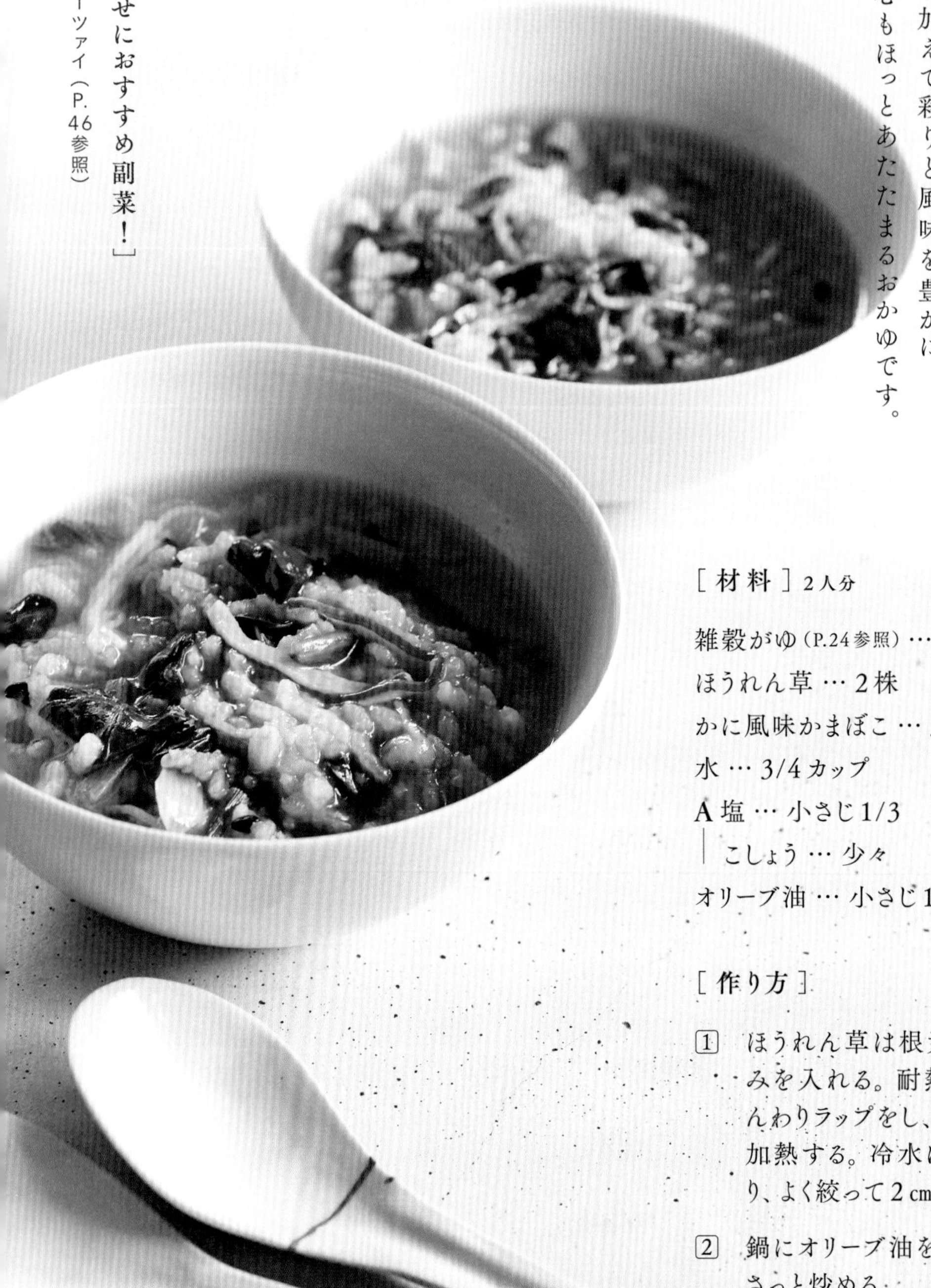

［材料］2人分

雑穀がゆ（P.24参照）… 400g
ほうれん草 … 2株
かに風味かまぼこ … 3本
水 … 3/4カップ
A 塩 … 小さじ1/3
　こしょう … 少々
オリーブ油 … 小さじ1

［作り方］

1. ほうれん草は根元に十字の切り込みを入れる。耐熱容器に入れてふんわりラップをし、電子レンジで2分加熱する。冷水にさらして水けをきり、よく絞って2㎝長さに切る。
2. 鍋にオリーブ油を熱し、1を入れてさっと炒める。
3. 鍋に雑穀がゆ、分量の水を加え、かに風味かまぼこはほぐして加え、沸騰したらAを加えて軽く混ぜる。

# ハムとアスパラガスのおかゆ

まるでリゾットのような彩り豊かな洋風のおかゆ。
ハムとアスパラガス、チーズの相性が抜群。

［組み合わせにおすすめ副菜！］
●卵の塩水漬け（P.72参照）

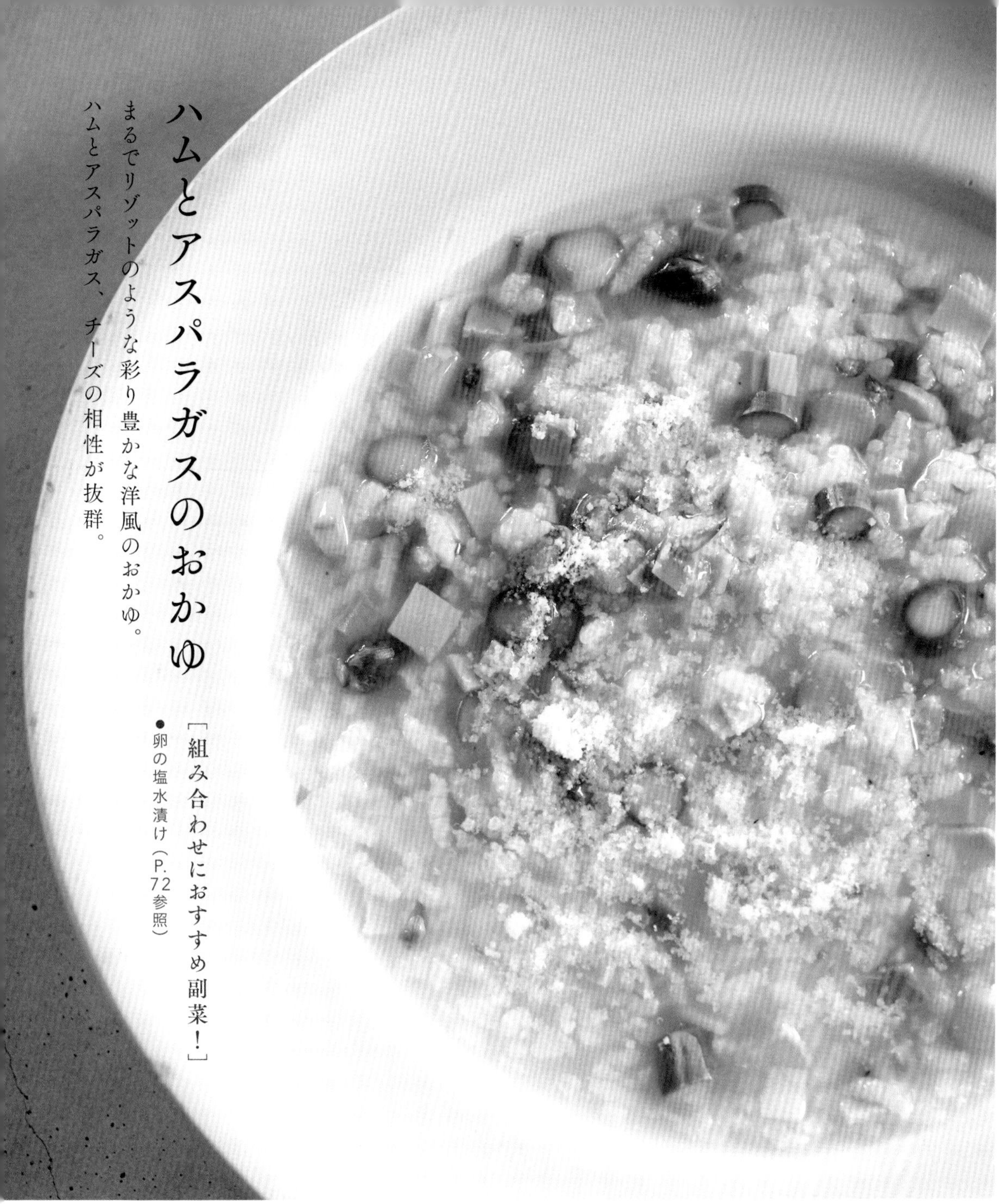

［材料］2人分

白米がゆ（P.16参照）… 400g
ハム … 2枚
グリーンアスパラガス … 3本
水 … 3/4カップ
A 塩 … 小さじ1/3
　こしょう … 少々
粉チーズ … 小さじ1/2

［作り方］

1. ハムはあられ切りにする。アスパラガスは根元のかたい部分を切り落とし、ピーラーで薄く皮をむいて1㎝幅の小口切りにする。
2. 鍋に白米がゆ、分量の水を入れて火にかけ、沸騰したらハムを加えてひと煮する。
3. アスパラガスを加え、1～2分煮てAを加え、軽く混ぜる。器に盛り、粉チーズをふる。

# 高菜漬けとツナのおかゆ

高菜漬けの塩味とツナのうまみが
汁に溶け出してたまらないおいしさ。
好みでしょうゆをかけて召し上がれ。

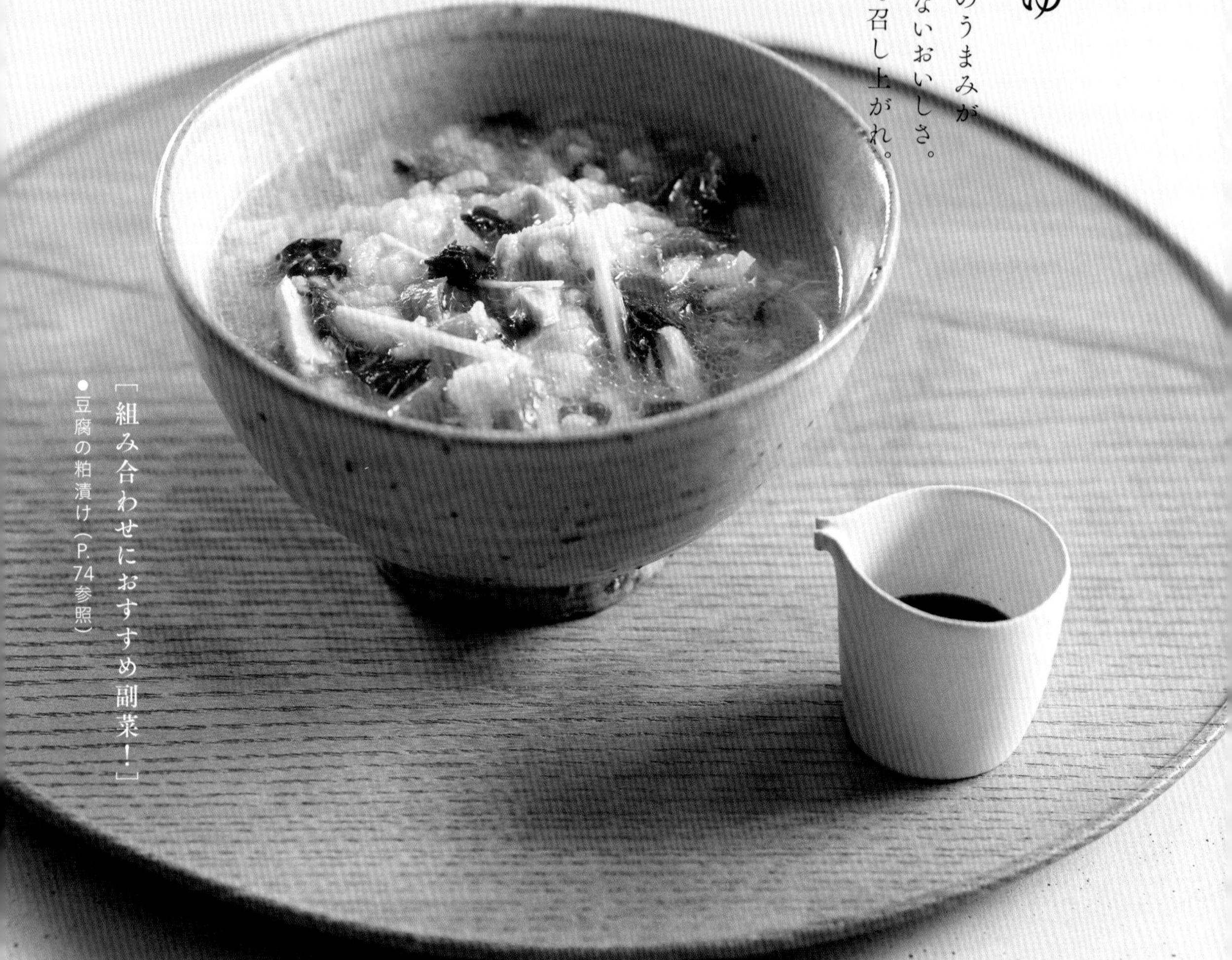

［組み合わせにおすすめ副菜！］
●豆腐の粕漬け（P.74参照）

［材料］2人分

白米がゆ（P.16参照）… 400g
高菜漬け … 50g
しょうが（せん切り）… 1/2かけ分
水 … 3/4カップ
ツナ缶（水煮）… 小1缶（75g）
ごま油 … 小さじ1
しょうゆ … 適宜

［作り方］

1. 高菜漬けは水に5分ほどさらし、水けをきって粗みじん切りにする。
2. 鍋にごま油を弱火で熱し、しょうがを入れて香りが出るまで炒める。
3. 高菜漬けを加えて中火にし、1分ほど炒めて白米がゆ、分量の水を加えて沸騰させる。
4. ツナ缶は缶汁ごと加えてひと煮したら器に盛る。好みでしょうゆをかけていただく。

# あさりとパセリのレモン風味おかゆ

あさりのだしがよくきいて美味！
パセリとレモンをプラスした
エスニック風味のおかゆです。

［材料］2人分

もち麦がゆ（P.22参照）… 400g
パセリ … 25g
あさり缶（水煮）… 1缶（125g）
水 … 3/4カップ
A ナンプラー・レモン汁 … 各小さじ1
　こしょう … 少々

［作り方］

1. パセリは葉先をちぎる。
2. 鍋にもち麦がゆ、分量の水を入れ、あさり缶は缶汁ごと加えて火にかける。
3. 沸騰したら1を加え、ひと煮してAを加え、軽く混ぜる。

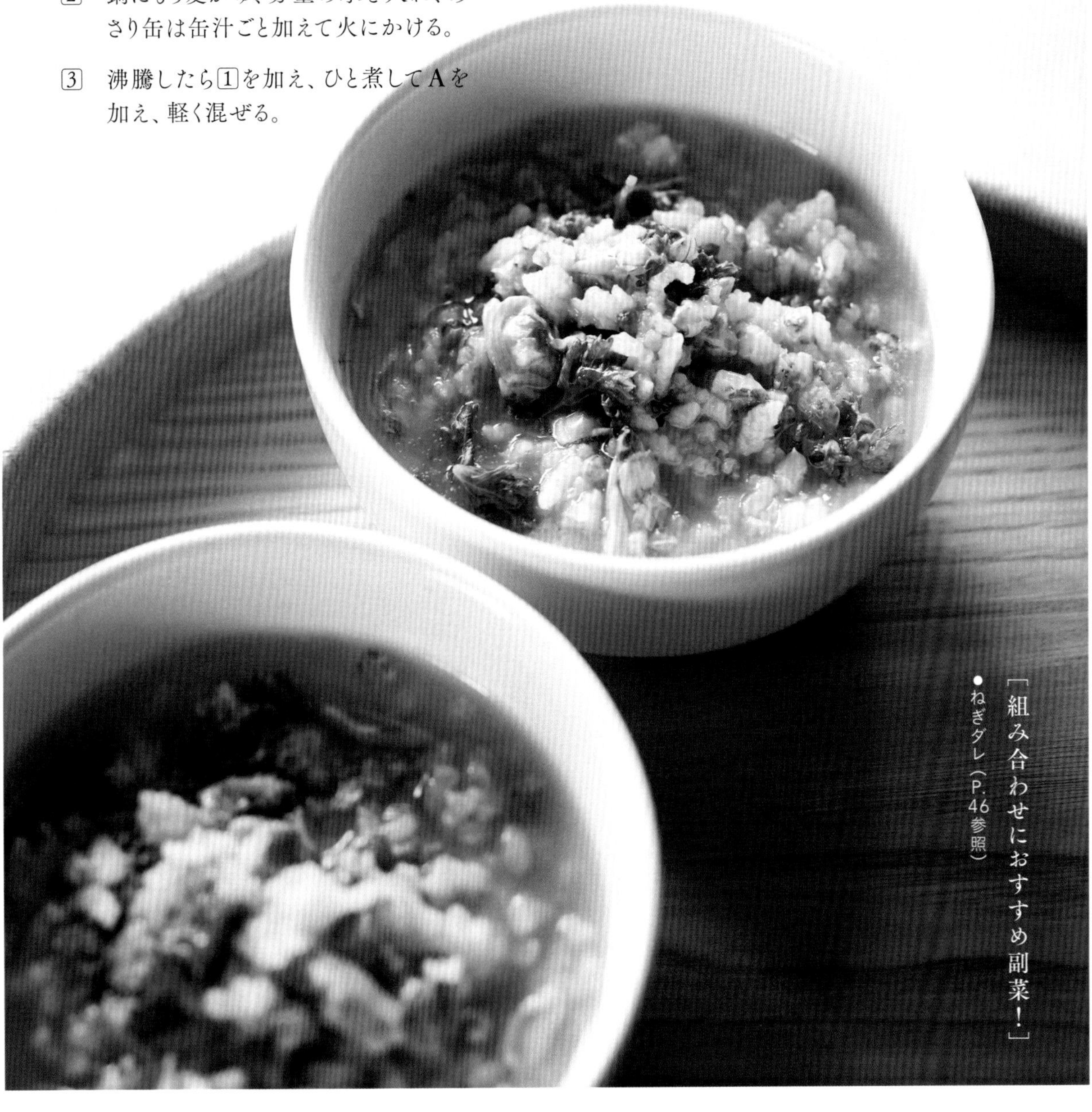

［組み合わせにおすすめ副菜！］
●ねぎダレ（P.46参照）

# もずくと長いものしょうがじょうゆがゆ

長いもともずくの異なる食感が楽しめるおかゆ。
ピリッと辛みのあるしょうがじょうゆと一緒に
からだの内側からあたたまりましょう。

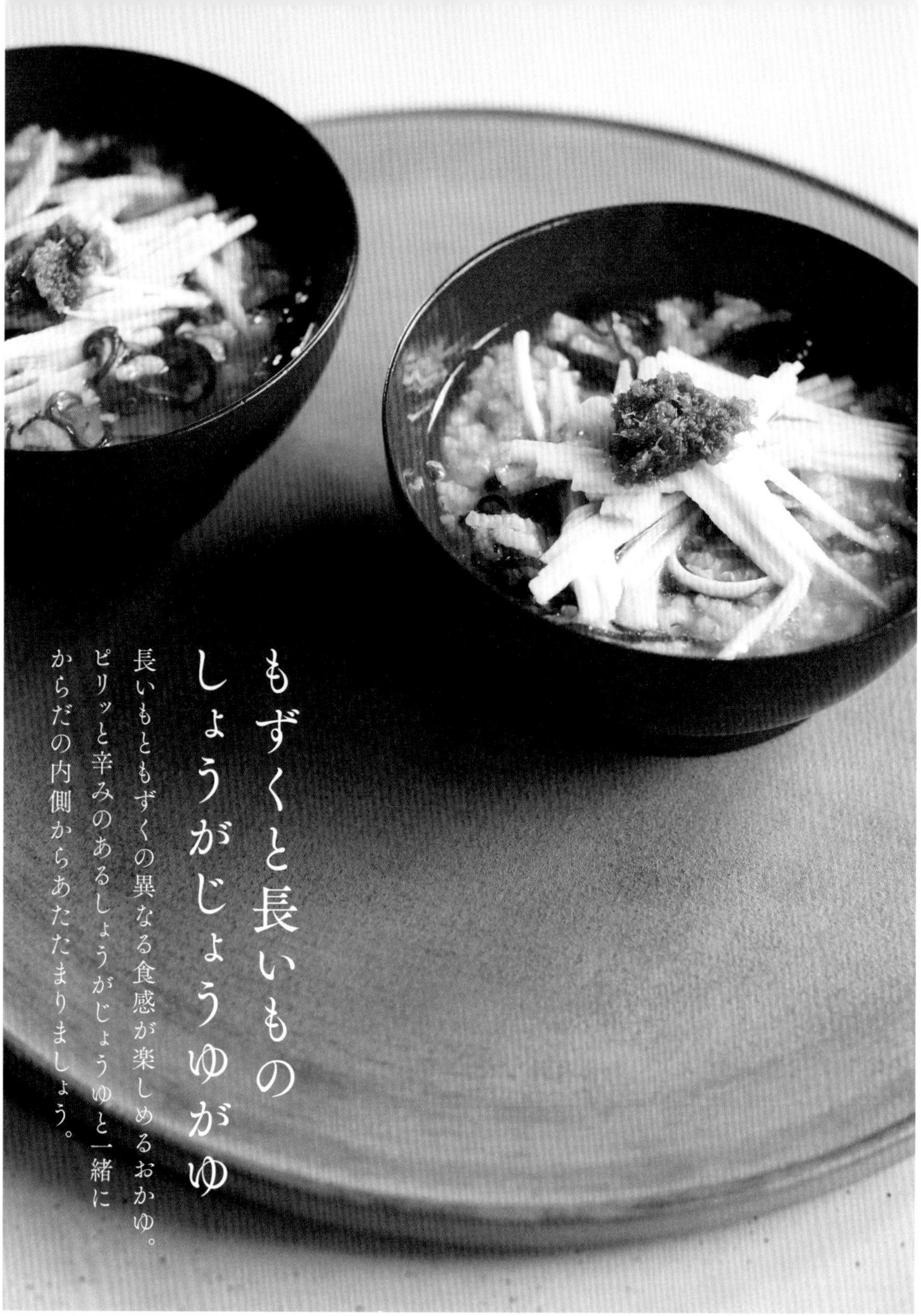

［ 材料 ］2人分

発芽玄米がゆ（P.26参照）… 400g
長いも … 80g
A しょうが（すりおろし）… 1かけ分
｜ しょうゆ・みりん … 各小さじ1
水 … 1カップ
もずく … 60g
塩 … 少々

［ 作り方 ］

1 長いもはスライサーでせん切りにする。

2 Aは混ぜ合わせる。

3 鍋に発芽玄米がゆ、分量の水を入れて火にかけ、沸騰したらもずくを加える。ひと煮して塩を加え、軽く混ぜる。器に盛り、長いも、2をのせる。

［組み合わせにおすすめ副菜！］
●ししとうのしょうゆ漬け（P.44参照）

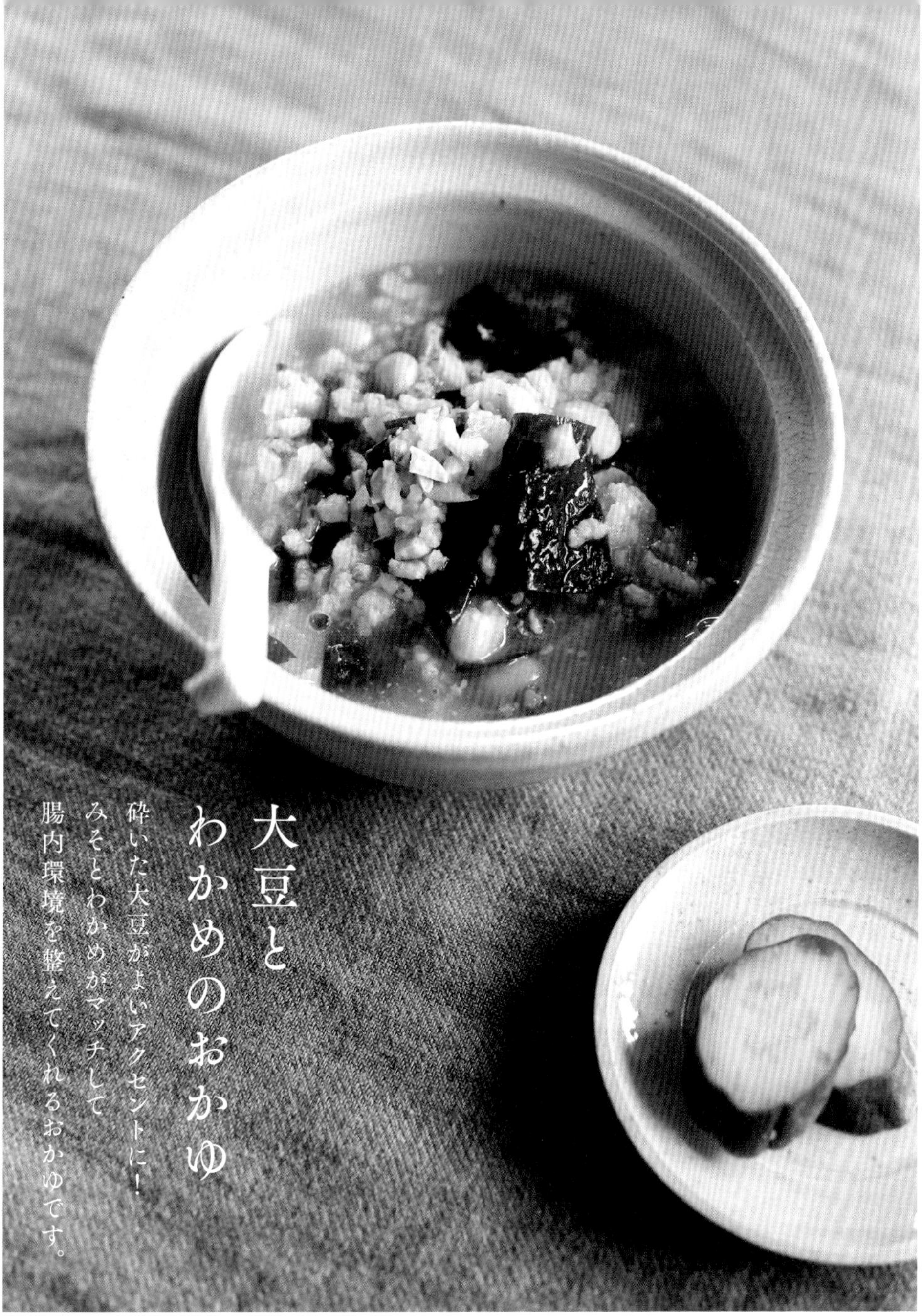

# 大豆とわかめのおかゆ

砕いた大豆がよいアクセントに！
みそとわかめがマッチして
腸内環境を整えてくれるおかゆです。

［組み合わせにおすすめ副菜！］

●鮭の酒蒸し（P.74参照）

［材料］2人分

もち麦がゆ（P.22参照）… 400g
大豆（水煮／またはドライパック）… 80g
わかめ（塩蔵）… 10g
水 … 3/4カップ
みそ … 小さじ1～1と1/2
白煎りごま … 小さじ2
きゅうりのぬか漬け … 適宜

［作り方］

1. 大豆はポリ袋に入れ、めん棒で叩いて粗く砕く。
2. わかめは塩を洗い落とし、水に10分ほどつけて戻し、ひと口大に切る。
3. 鍋にもち麦がゆ、1、分量の水を入れて火にかけ、沸騰したら2を加える。ひと煮させ、火を弱めてみそを溶き入れる。器に盛り、白煎りごまをふる。好みできゅうりのぬか漬けと一緒にいただく。

# 水菜と油揚げの みそがゆ

油揚げのコクと水菜のシャキシャキ食感がたまらない！
みそ味がやさしい朝にぴったりのおかゆです。

［材料］２人分

発芽玄米がゆ（P.26参照）
…400g
水菜…１株
油揚げ…１枚
水…3/4カップ
みそ…小さじ１と1/2

［作り方］

1. 水菜は根元を切り落とし、１㎝長さに切る。油揚げはペーパータオルで油を拭き取り、粗みじん切りにする。
2. 鍋に発芽玄米がゆ、分量の水、油揚げを入れて火にかけ、沸騰したら水菜を加えてひと煮する。火を弱め、みそを溶き入れてひと煮する。

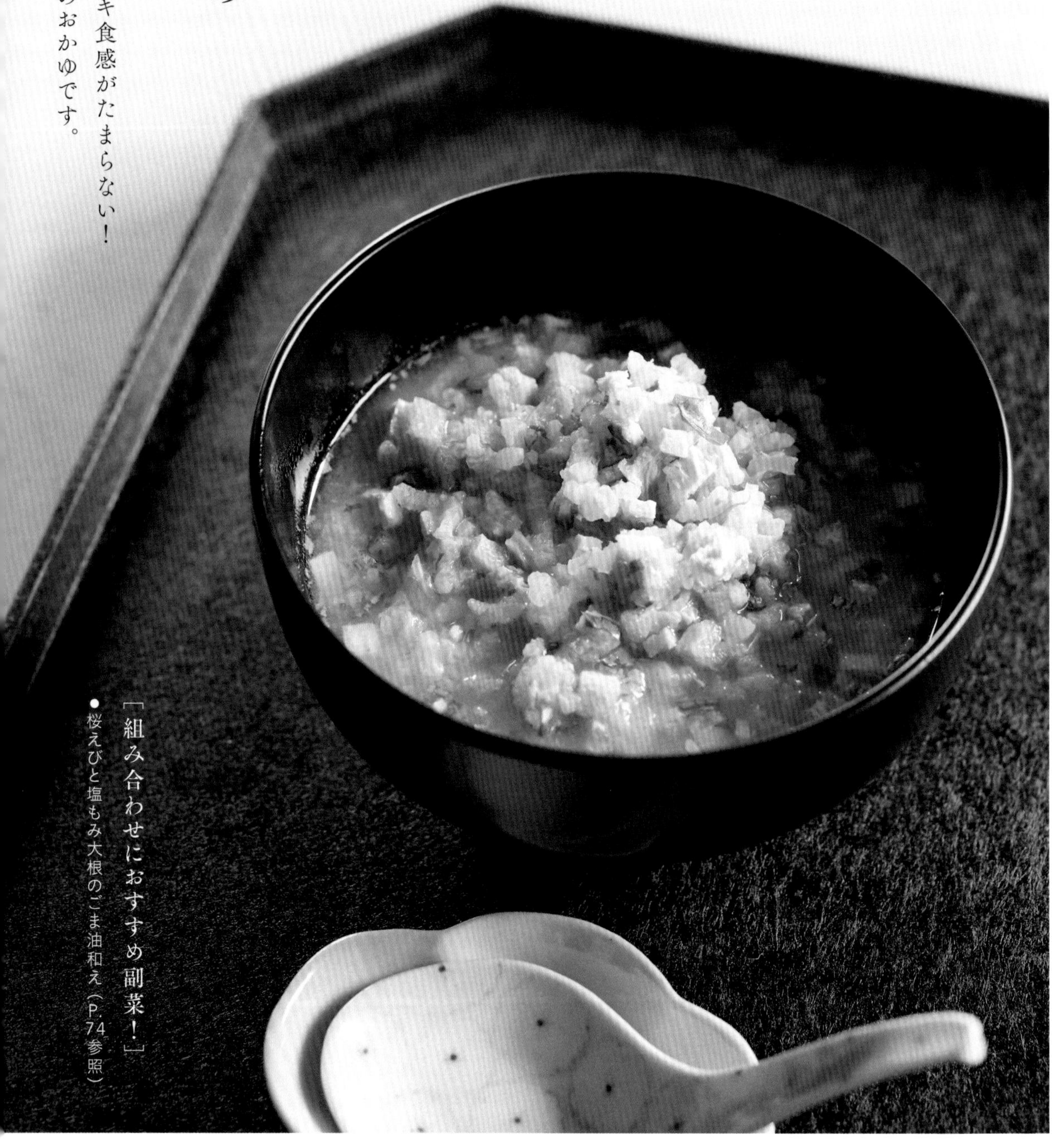

［組み合わせにおすすめ副菜！］
●桜えびと塩もみ大根のごま油和え（P.74参照）

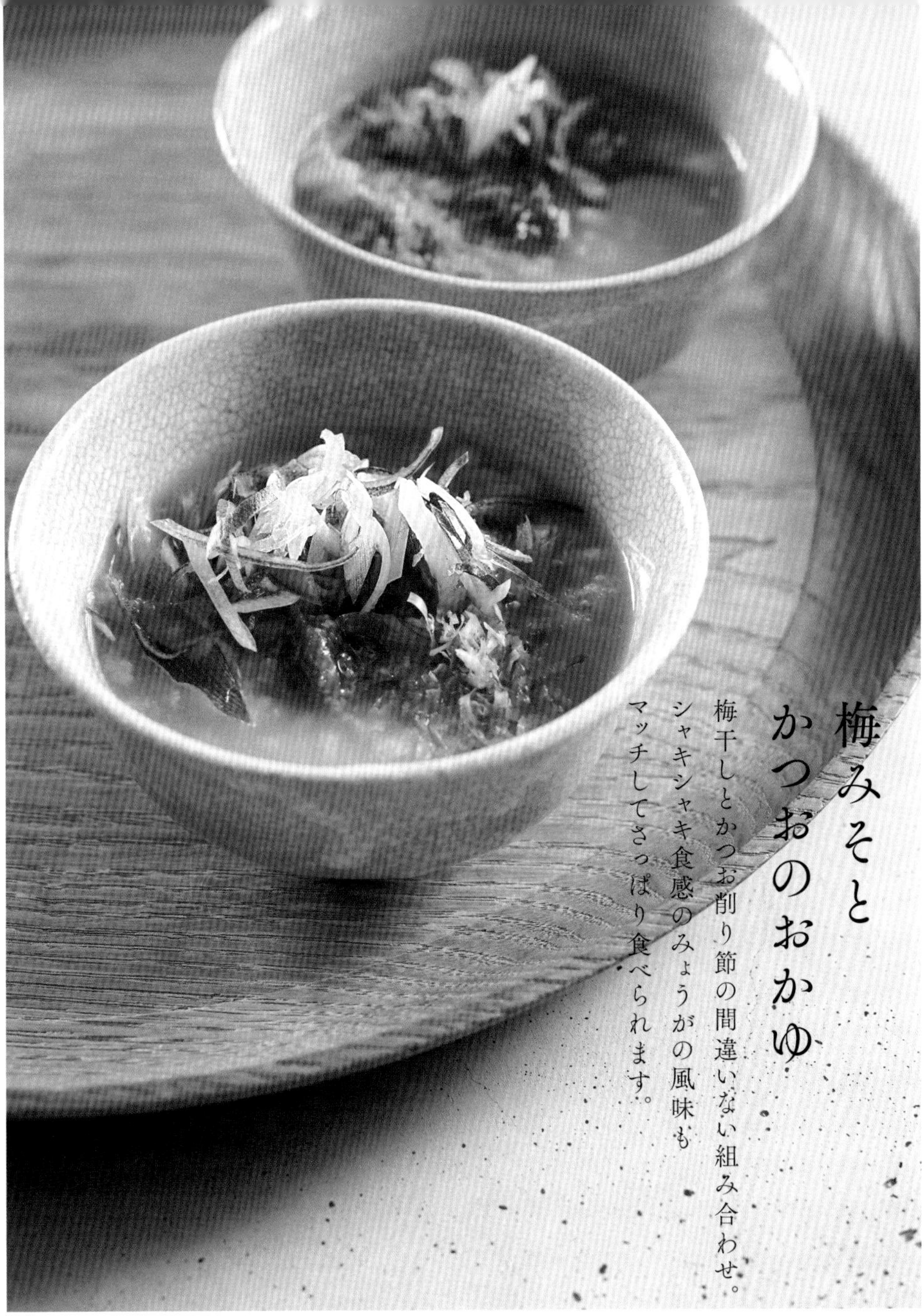

# 梅みそとかつおのおかゆ

梅干しとかつお削り節の間違いない組み合わせ。シャキシャキ食感のみょうがの風味もマッチしてさっぱり食べられます。

［組み合わせにおすすめ副菜！］

●から炒り油揚げ（P.48参照）　●ピリ辛じゃこ（P.74参照）

［ 材料 ］2人分

雑穀がゆ（P.24参照）… 400g
梅干し … 1/2個
A みそ・みりん … 各小さじ1
みょうが … 2個
水 … 3/4カップ
塩 … 小さじ1/3
かつお削り節 … 1/2パック（2g）

［ 作り方 ］

1. 梅干しは種を取り除き、包丁で叩いてペースト状にし、Aと混ぜ合わせる。
2. みょうがは縦半分に切り、斜め薄切りにする。水に5分ほどさらして水けをきる。
3. 鍋に雑穀がゆ、分量の水を入れて火にかけ、沸騰したら塩を加えて軽く混ぜる。器に盛り、1、かつお削り節、2をのせて混ぜながらいただく。

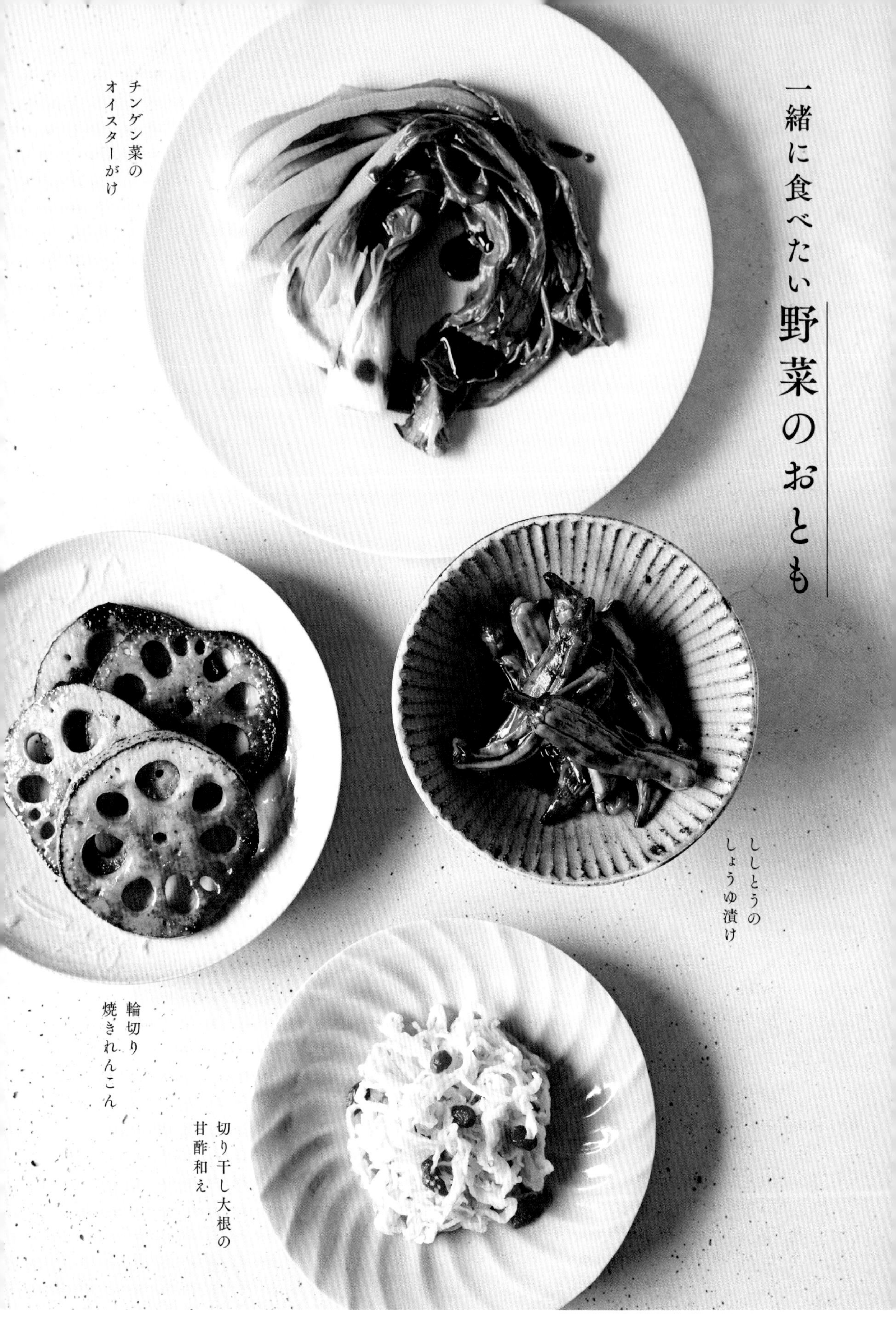

# 一緒に食べたい野菜のおとも

チンゲン菜のオイスターがけ

ししとうのしょうゆ漬け

輪切り焼きれんこん

切り干し大根の甘酢和え

## チンゲン菜のオイスターがけ

濃厚なタレがからんだチンゲン菜が
あっさりおかゆにマッチ。

［材料］作りやすい分量

チンゲン菜 … 1～2株
A オイスターソース … 小さじ2
　しょうゆ … 小さじ1
水 … 4カップ
B 太白ごま油（またはごま油） … 小さじ2
　塩 … 少々

［作り方］

① チンゲン菜は根元を切り落とし、縦6等分に切る。Aは混ぜ合わせる。
② 鍋に分量の水を入れて火にかけ、沸騰したらB、チンゲン菜を入れて1分半ほどゆでてザルに上げる。
③ 軽く水けを絞って器に盛り、①のAをかける。

## 輪切り焼きれんこん

甘じょっぱい味つけと
シャキシャキの食感がやみつきに。

［材料］作りやすい分量

れんこん … 200g
酒 … 大さじ1
しょうゆ … 小さじ1
ごま油 … 小さじ2

［作り方］

① れんこんは1㎝幅の輪切りにし、水に5分ほどさらす。
② フライパンにごま油を熱し、①を入れて両面2分ずつ焼く。
③ 酒を回し入れてやや強めの中火にし、水分が飛んだらしょうゆを鍋肌から回し入れて両面にからめる。

## ししとうのしょうゆ漬け

ししとうのピリッとした辛さと
タレの甘さがクセになります。

［材料］作りやすい分量

ししとうがらし … 120g
にんにく（薄切り）… 2かけ分
A しょうゆ … 1/2カップ
　みりん … 大さじ2
ごま油 … 小さじ2

［作り方］

① ししとうはヘタを少し残して切り、縦に1～2カ所切り目を入れる。
② フライパンにごま油を熱し、にんにく、ししとうを入れて焼きつけるように2分ほど炒める。
③ 保存容器に②を入れてあたたかいうちにAを加える。ししとうに密着させるようにラップをし、粗熱が取れたらラップをしたまま蓋をし、30分以上漬ける（約10日冷蔵保存可能）。

## 切り干し大根の甘酢和え

甘酸っぱい味つけで
おかゆと一緒にさっぱりと。

［材料］作りやすい分量

切り干し大根 … 50g
A 酢 … 大さじ3
　水 … 大さじ2
　砂糖 … 大さじ1
　塩 … 小さじ1/3
クコの実 … 大さじ1

［作り方］

① 切り干し大根はさっと洗い、水に5分ほどさらして戻す。ザルに広げて熱湯を回しかけ、粗熱が取れたらぎゅっと絞る。
② ボウルにAを入れて混ぜ合わせ、クコの実、①を加えて和える（約3日冷蔵保存可能）。

## レンジラーパーツァイ

ピリ辛でシャキシャキ食感の白菜がおかゆによく合います。

[ 材料 ] 作りやすい分量

白菜 … 400g
赤唐辛子 … 1本
しょうが（薄切り）… 1かけ分
A 酢 … 大さじ4
　砂糖 … 大さじ1と1/2～2
　ごま油 … 大さじ1
　花椒《ホアジャオ》（あれば）… 小さじ1
　塩 … 小さじ1/3
塩 … 小さじ1/4

[ 作り方 ]

1. 白菜は葉はざく切り、白い軸の部分は1㎝幅の細切りにする。赤唐辛子は半分に折り、種を取り除く。
2. ボウルに赤唐辛子、しょうが、Aを入れて混ぜ合わせる。
3. 耐熱容器に白菜、塩を入れてもみ込み、水けをしっかり絞り、②を加えてひと混ぜする。ふんわりとラップをして電子レンジで5～6分加熱し、粗熱を取る（約1週間冷蔵保存可能）。

## ゆでじゃがいもの野沢菜和え

ゆでたじゃがいもと塩味のある野沢菜漬けが相性抜群。

[ 材料 ] 作りやすい分量

じゃがいも … 2個
野沢菜漬け … 50g
水 … 4カップ
A ごま油 … 大さじ1
　塩 … 少々
B しょうが（みじん切り）
　　… 1/2かけ分
　しょうゆ … 小さじ1/2
　塩・こしょう … 各少々

[ 作り方 ]

1. じゃがいもはせん切りにし、水に10分ほどさらしてザルに上げる。野沢菜漬けは水けをきって細かく刻む。
2. 鍋に分量の水を入れて火にかけ、沸騰したらA、じゃがいもを加えて1分ほどゆでる。ザルに上げて粗熱を取り、ペーパータオルで水けをよく拭き取る。
3. ボウルに②、野沢菜漬け、Bを入れてさっくり和える（約3日冷蔵保存可能）。

## ねぎダレ

和えるだけで簡単に作れる。おかゆにかけてどうぞ。

[ 材料 ] 作りやすい分量

小ねぎ … 1/2束
赤唐辛子 … 1本
A 水 … 大さじ2
　レモン汁 … 小さじ1
　塩 … 小さじ1/3

[ 作り方 ]

1. 小ねぎ、赤唐辛子は種を取り除き、ともに小口切りにする。
2. ボウルにA、赤唐辛子を入れてよく混ぜ、小ねぎを加えて混ぜる（冷蔵保存不可）。

## 刻みしいたけとくるみダレ

しいたけとくるみの異なる食感がたまらないおいしさ。

[ 材料 ] 作りやすい分量

生しいたけ … 6枚
くるみ … 40g
アンチョビ（フィレ）… 2枚
A しょうゆ … 小さじ1
　塩・こしょう … 各少々
にんにく（すりおろし）… 1かけ分
オリーブ油 … 大さじ2

[ 作り方 ]

1. しいたけは石づきを切り落とし、みじん切りにする。くるみは細かく刻む。アンチョビは包丁で叩いてペースト状にする。
2. フライパンにオリーブ油を熱し、しいたけ、アンチョビを入れて水分が飛ぶまで炒める。
3. くるみを加えてさっと炒め、Aを加えて炒め合わせ、にんにくを加えてひと混ぜする（約5日冷蔵保存可能）。

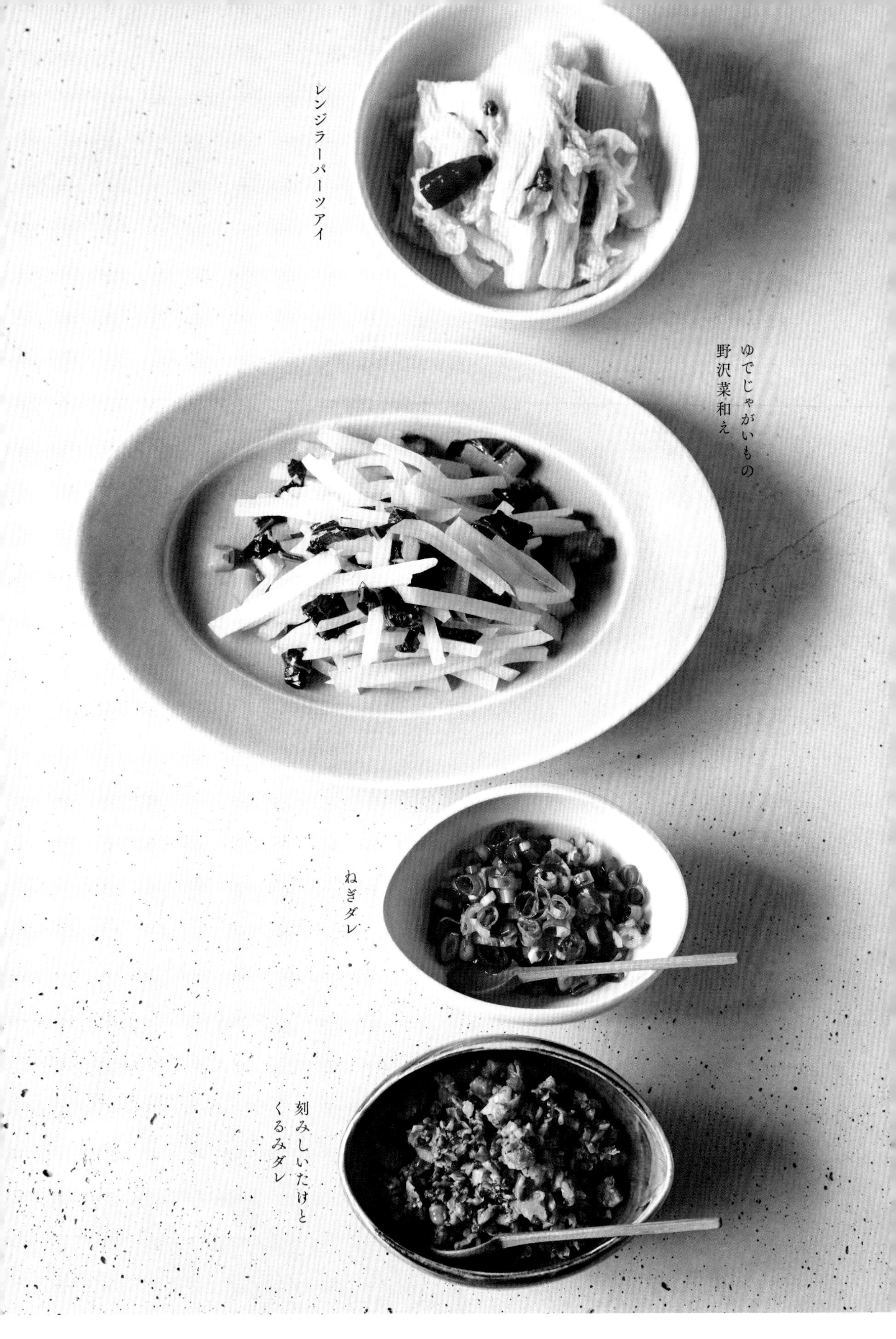

レンジラーパーツアイ

ゆでじゃがいもの野沢菜和え

ねぎダレ

刻みしいたけとくるみダレ

# おかゆにちょい足し②
# ひと手間かけてのせるだけ

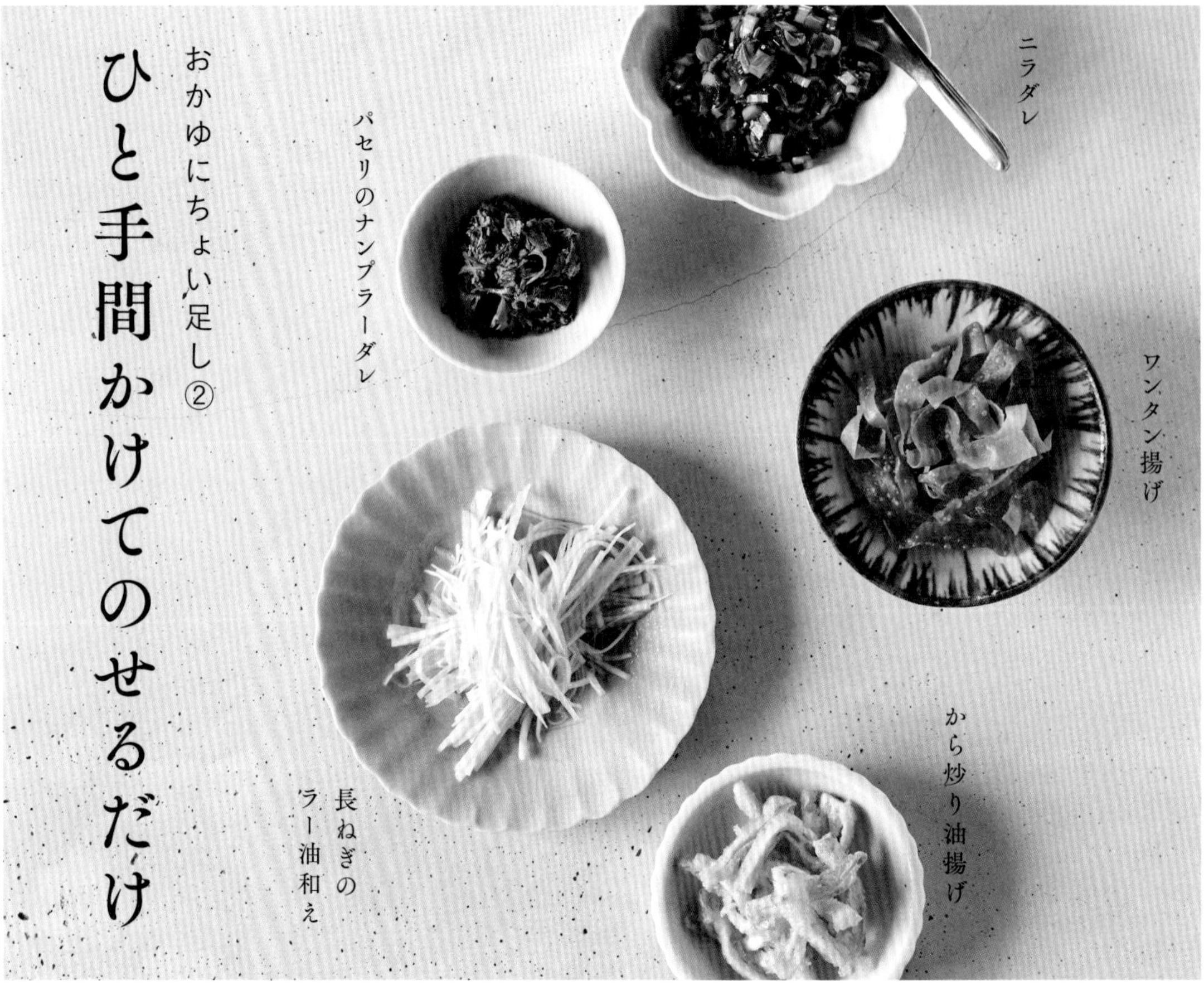
ニラダレ
パセリのナンプラーダレ
ワンタン揚げ
長ねぎのラー油和え
から炒り油揚げ

## パセリのナンプラーダレ

エスニック風味のタレがやみつきに。

［材料と作り方］作りやすい分量

1 パセリ（10g）は葉先をちぎる。

2 ボウルに1、ナンプラー（小さじ1/2）を入れて混ぜる（約3日冷蔵保存可能）。

## 長ねぎのラー油和え

長ねぎとラー油を和えるだけ。濃厚やみつきダレに。

［材料と作り方］作りやすい分量

1 長ねぎ（白い部分／5㎝）はせん切りにする。

2 ボウルに1、ラー油（少々）を入れて和える。

## ニラダレ

甘酸っぱいニラダレを好みのおかゆにかけて。

［材料と作り方］作りやすい分量

1 ニラ（1/3束）は小口切りにする。

2 ボウルに1、黒酢・しょうゆ・ごま油（各小さじ1）、砂糖（ひとつまみ）を入れて混ぜる（約3日冷蔵保存可能）。

## ワンタン揚げ

ワンタンのパリパリ食感が楽しめます。

［材料と作り方］作りやすい分量

1 ワンタンの皮（10枚）は7㎜幅に切る。

2 フライパンに揚げ油（適量）を熱し、1を入れてさっと揚げる。

## から炒り油揚げ

カラッと炒めた油揚げをのせてアクセントに。

［材料と作り方］作りやすい分量

1 油揚げ（1枚）はペーパータオルで余分な油を拭き取り、横半分に切って細切りにする。

2 フライパンに1を入れて火にかけ、5分ほどから炒りする（約2日冷蔵保存可能）。

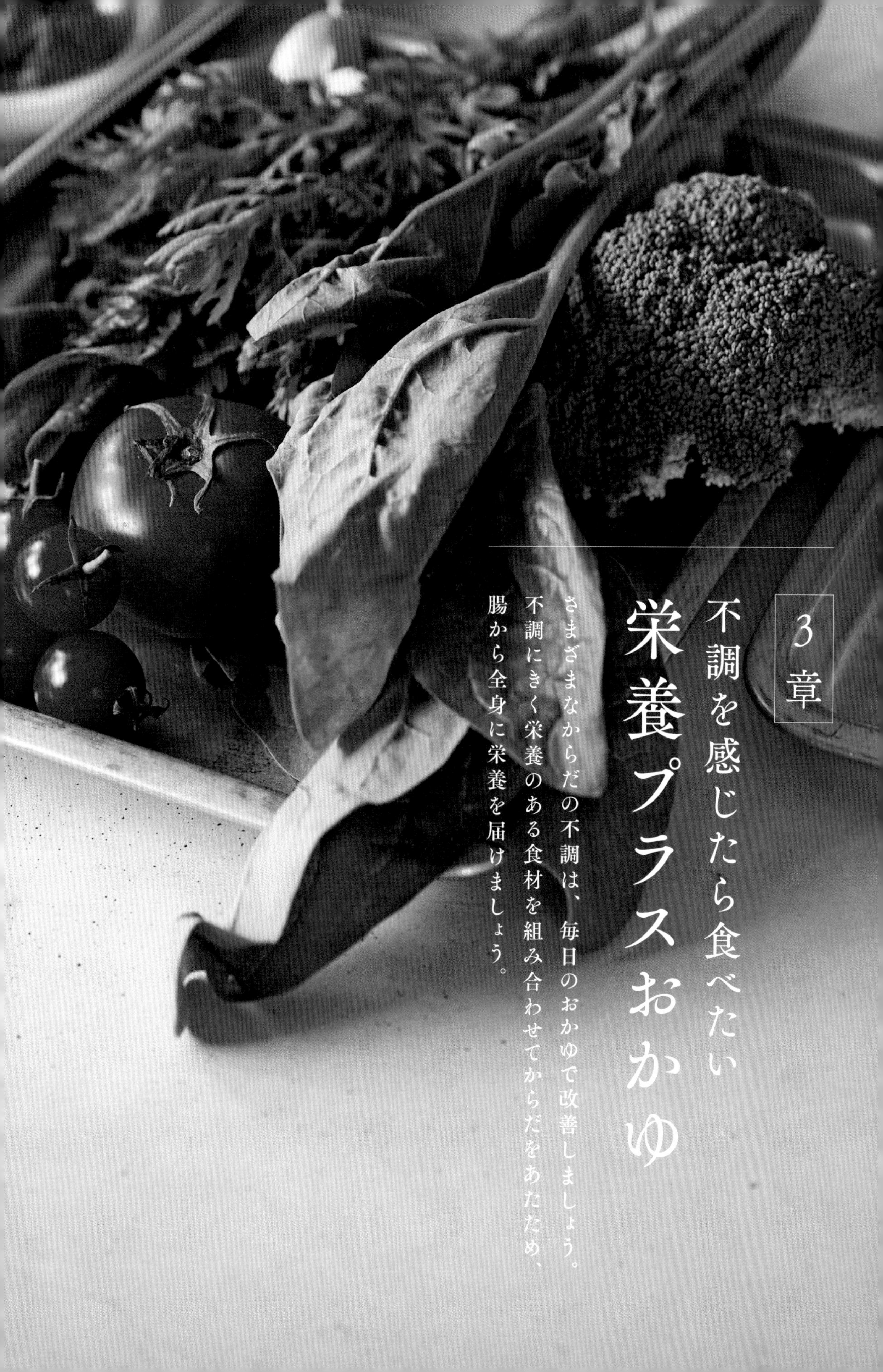

3章

# 不調を感じたら食べたい
# 栄養プラスおかゆ

さまざまなからだの不調は、毎日のおかゆで改善しましょう。
不調にきく栄養のある食材を組み合わせてからだをあたため、
腸から全身に栄養を届けましょう。

風邪のとき

# 鶏むね肉とにんじん、ズッキーニのおかゆ

風邪には、消化がよく水分を補給できる食事が最適です。たんぱく質が豊富な鶏むね肉と、ビタミン豊富なにんじんやズッキーニで栄養をプラスして回復を促しましょう。

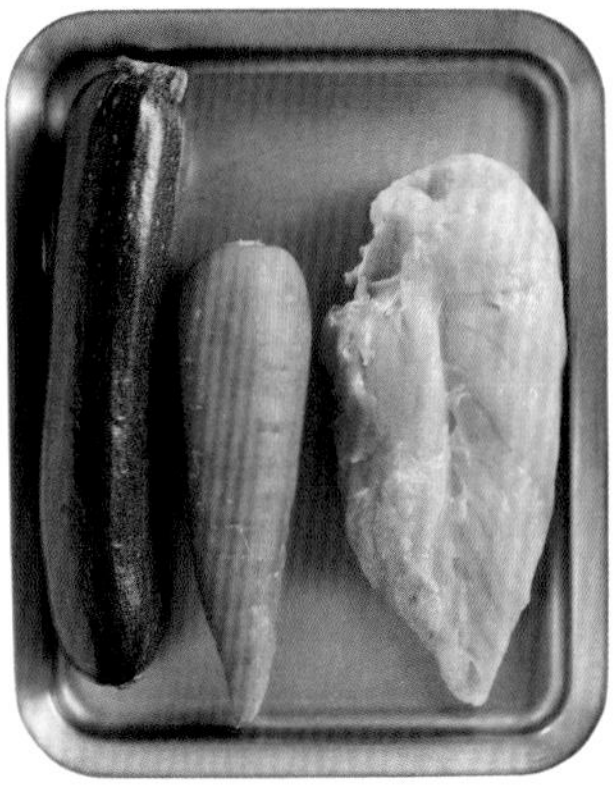

［栄養memo］

鶏むね肉は消化のよい良質なたんぱく質が豊富。免疫を高める抗酸化ビタミン、代謝を上げるビタミンB群の豊富な野菜をたっぷりと。

［材料］3～4人分

白米 … 2/3合
もち米 … 1/4合
鶏むね肉 … 小1枚（200g）
塩 … 少々
にんじん … 1/2本
ズッキーニ … 1/2本
水 … 6カップ
しょうゆ … 小さじ2
オリーブ油 … 小さじ2

［作り方］

1. 白米ともち米は合わせて洗い、水に30分ほどつけてザルに上げる。
2. 鶏肉は小さめのそぎ切りにして塩をふる。にんじん、ズッキーニは粗みじん切りにする。
3. 鍋にオリーブ油を熱し、鶏肉、にんじん、ズッキーニの順に入れてしんなりするまで2分ほど炒める。
4. 分量の水を加えて沸騰したら1を加える。再び沸騰したら少しずらして蓋をし、弱火～弱めの中火にしてときどき木ベラで鍋底から混ぜながら20分ほど煮る。しょうゆを加えて軽く混ぜる。

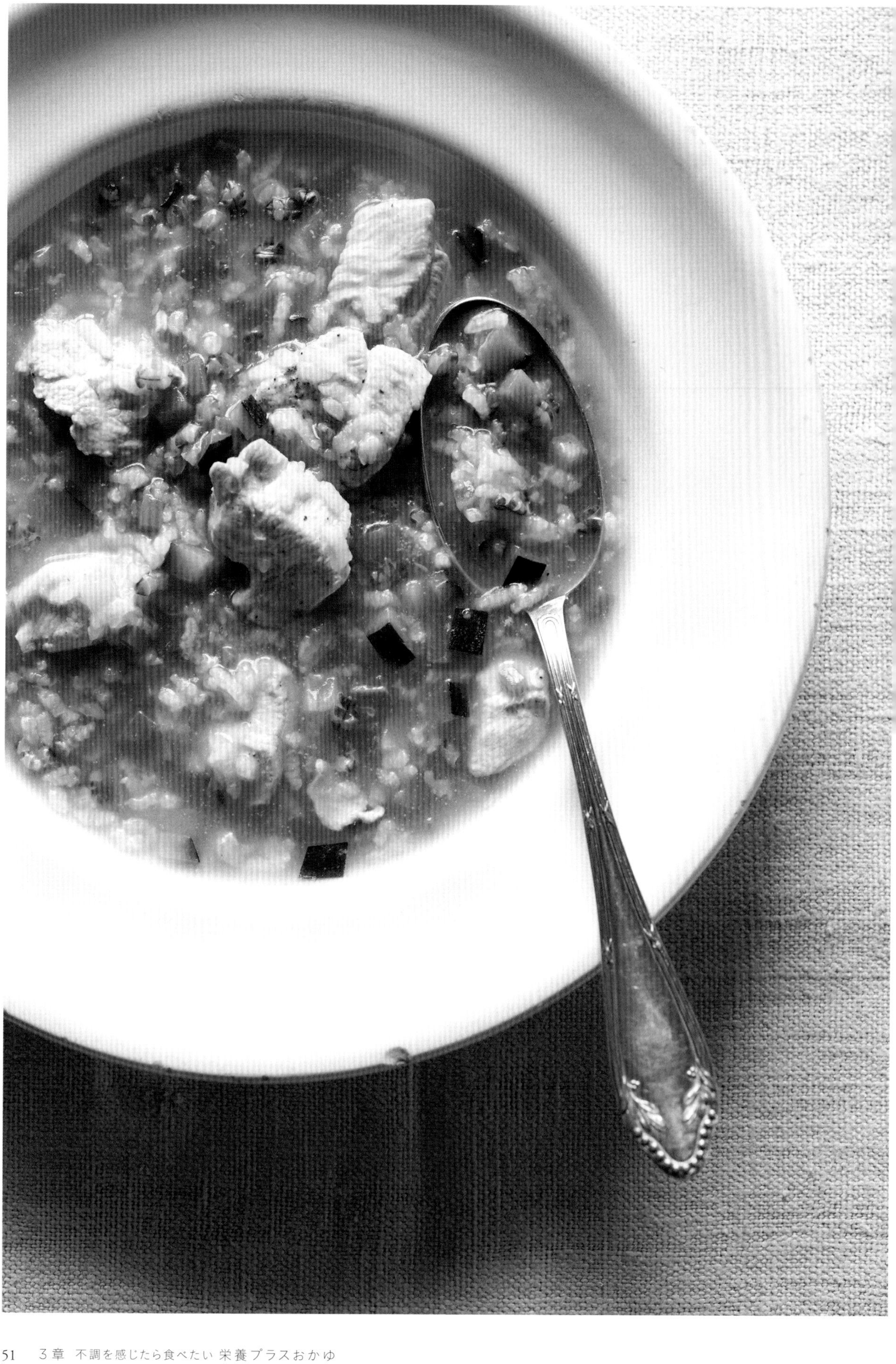

熱が出ているとき

# ほうれん草と豚ひき肉、長いものおかゆ

発熱にはビタミンA、C、$B_1$の栄養素と水分補給が大切。ほうれん草と豚ひき肉で必要な栄養素を補いましょう。

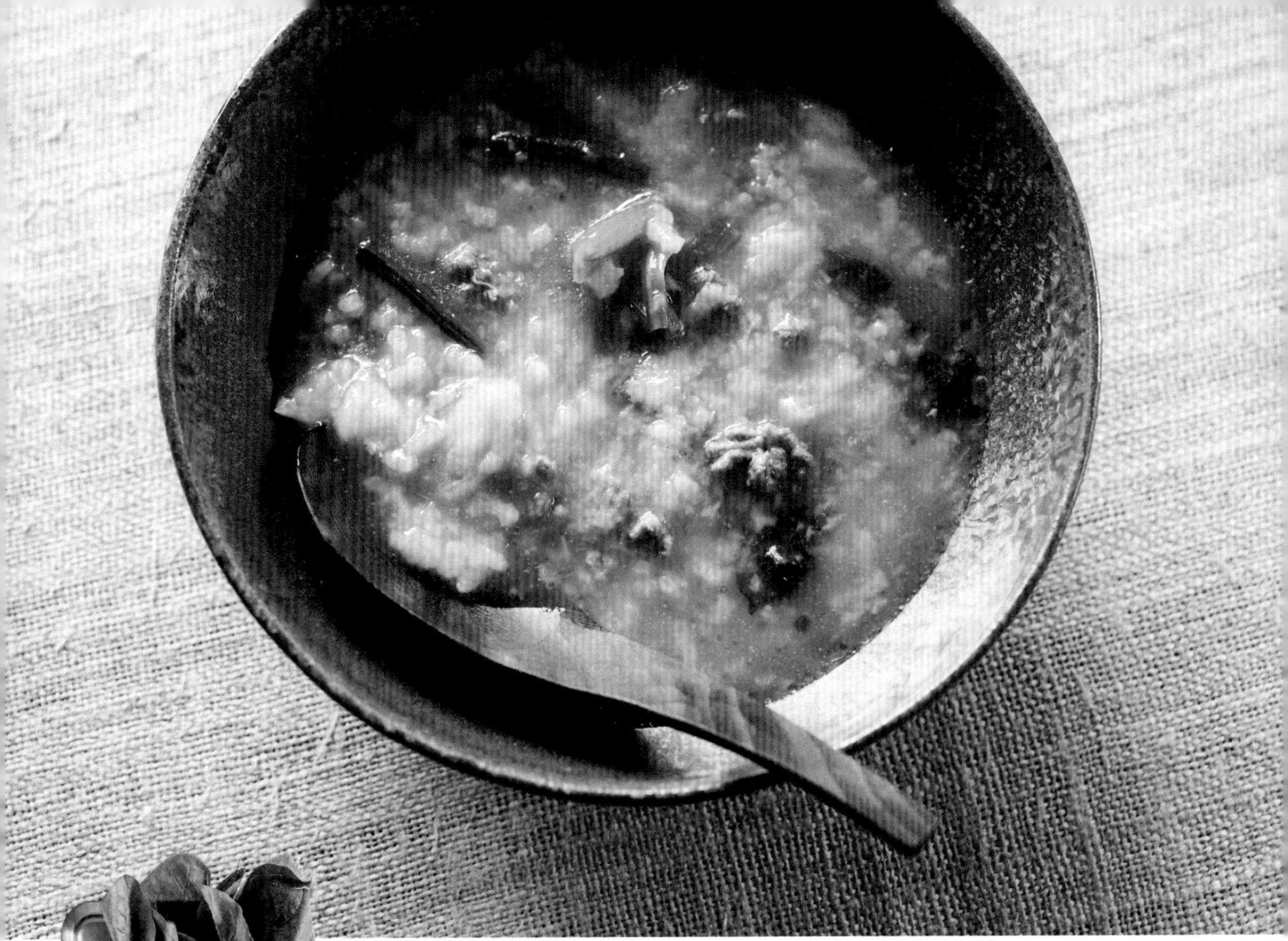

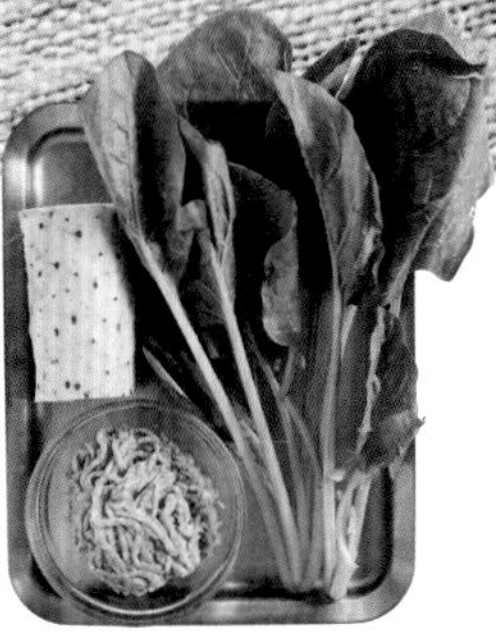

［作り方］

1. 白米は洗い、水に30分ほどつけてザルに上げる。
2. ほうれん草は根元に十字の切り込みを入れる。耐熱容器に入れてふんわりラップをし、電子レンジで2分加熱する。冷水にさらして水けをよく絞って2～3cm長さに切る。長いもはすりおろす。
3. ひき肉に塩・こしょうをふる。
4. 鍋にごま油を熱し、3を入れてさっと炒め、1を加えてひき肉の色が変わるまで炒め合わせる。
5. 分量の水を加えて沸騰したら少しずらして蓋をし、弱火～弱めの中火にしてときどき木ベラで鍋底から混ぜながら20分ほど煮る。
6. ほうれん草を加え、ひと煮してしょうゆ、長いもを加えて木ベラでひと混ぜする。

［栄養memo］

ビタミン$B_1$が豊富な豚ひき肉、ビタミンA、Cの豊富なほうれん草で疲労回復&免疫力アップ。食物繊維が豊富な長いもも一緒に。

［材料］3～4人分

白米 … 1合
ほうれん草 … 3株
長いも … 100g
豚ひき肉 … 80g
塩・こしょう … 各少々
水 … 6カップ
しょうゆ … 小さじ2
ごま油 … 小さじ2

喉が痛いとき

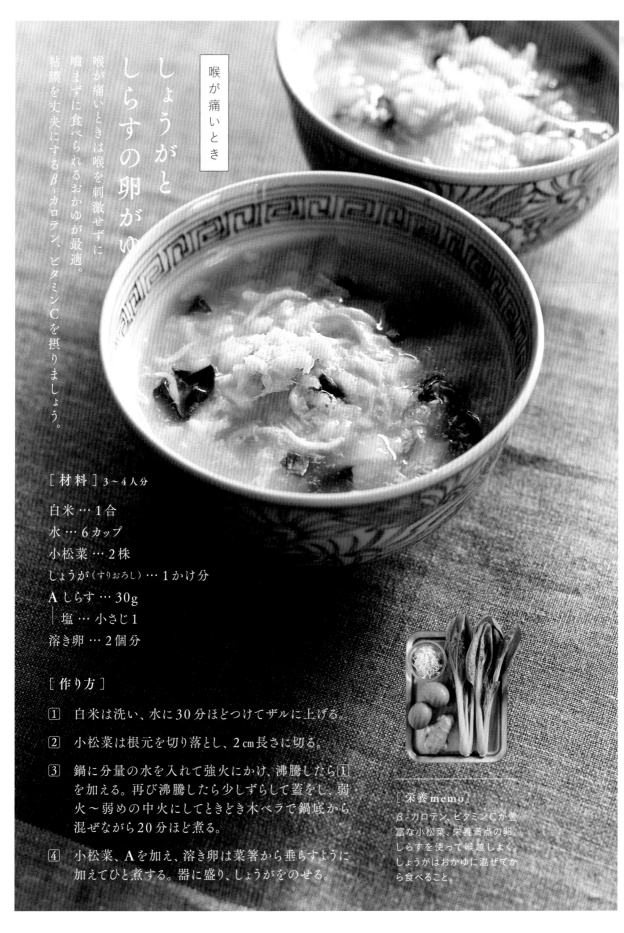

# しょうがとしらすの卵がゆ

喉が痛いときは喉を刺激せずに
噛まずに食べられるおかゆが最適。
粘膜を丈夫にするβ-カロテン、ビタミンCを摂りましょう。

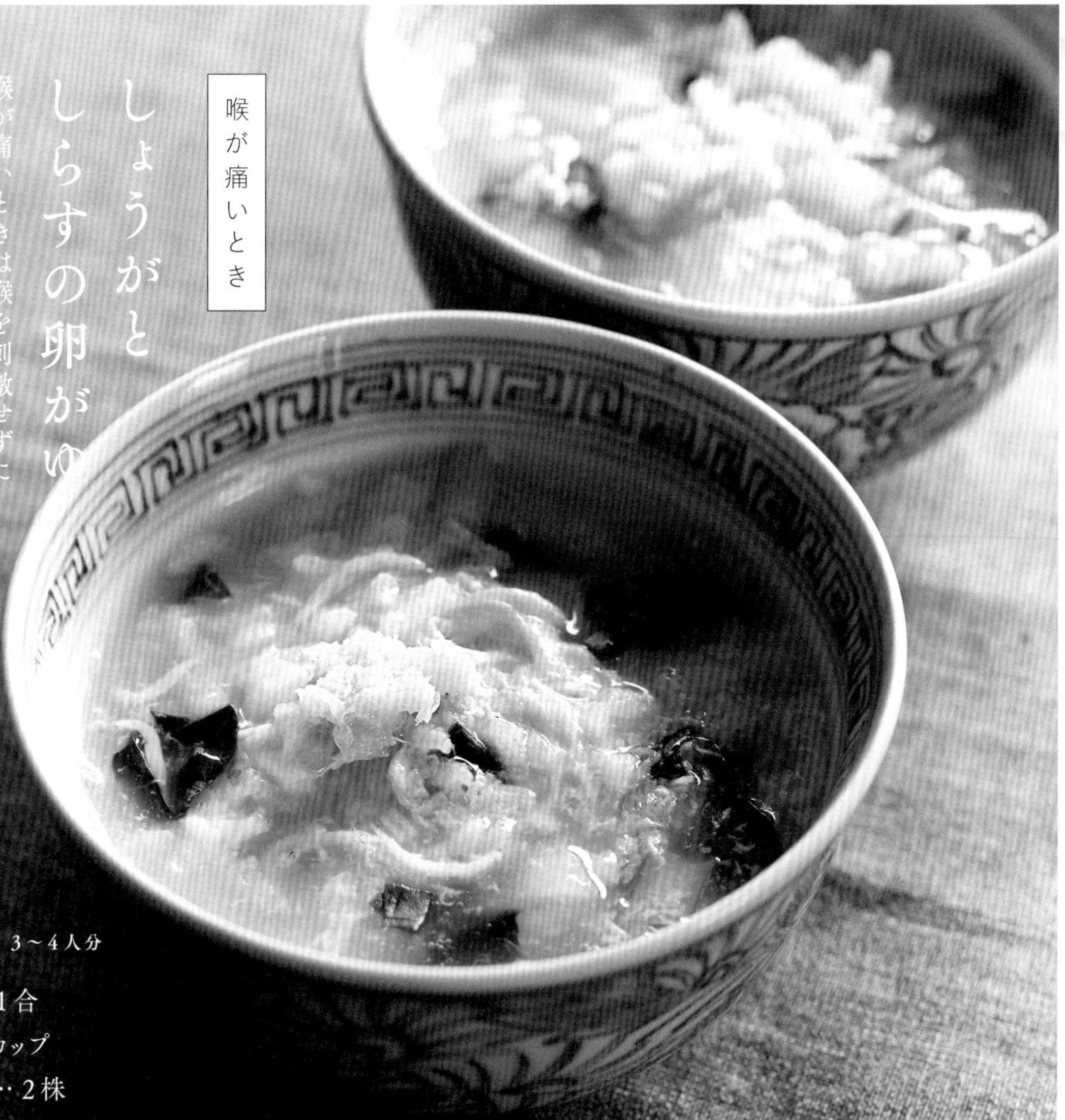

［材料］3～4人分

白米…1合
水…6カップ
小松菜…2株
しょうが（すりおろし）…1かけ分
A しらす…30g
　塩…小さじ1
溶き卵…2個分

［作り方］

1. 白米は洗い、水に30分ほどつけてザルに上げる。
2. 小松菜は根元を切り落とし、2㎝長さに切る。
3. 鍋に分量の水を入れて強火にかけ、沸騰したら1を加える。再び沸騰したら少しずらして蓋をし、弱火～弱めの中火にしてときどき木ベラで鍋底から混ぜながら20分ほど煮る。
4. 小松菜、Aを加え、溶き卵は菜箸から垂らすように加えてひと煮する。器に盛り、しょうがをのせる。

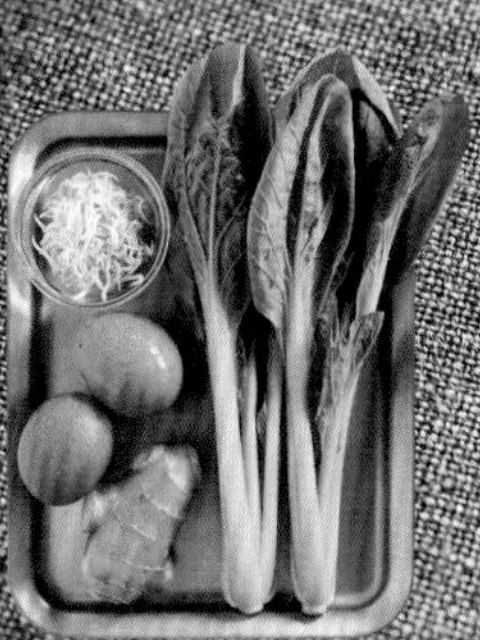

［栄養memo］
β-カロテン、ビタミンCが豊富な小松菜、栄養満点の卵、しらすを使って喉越しよく。しょうがはおかゆに混ぜてから食べること。

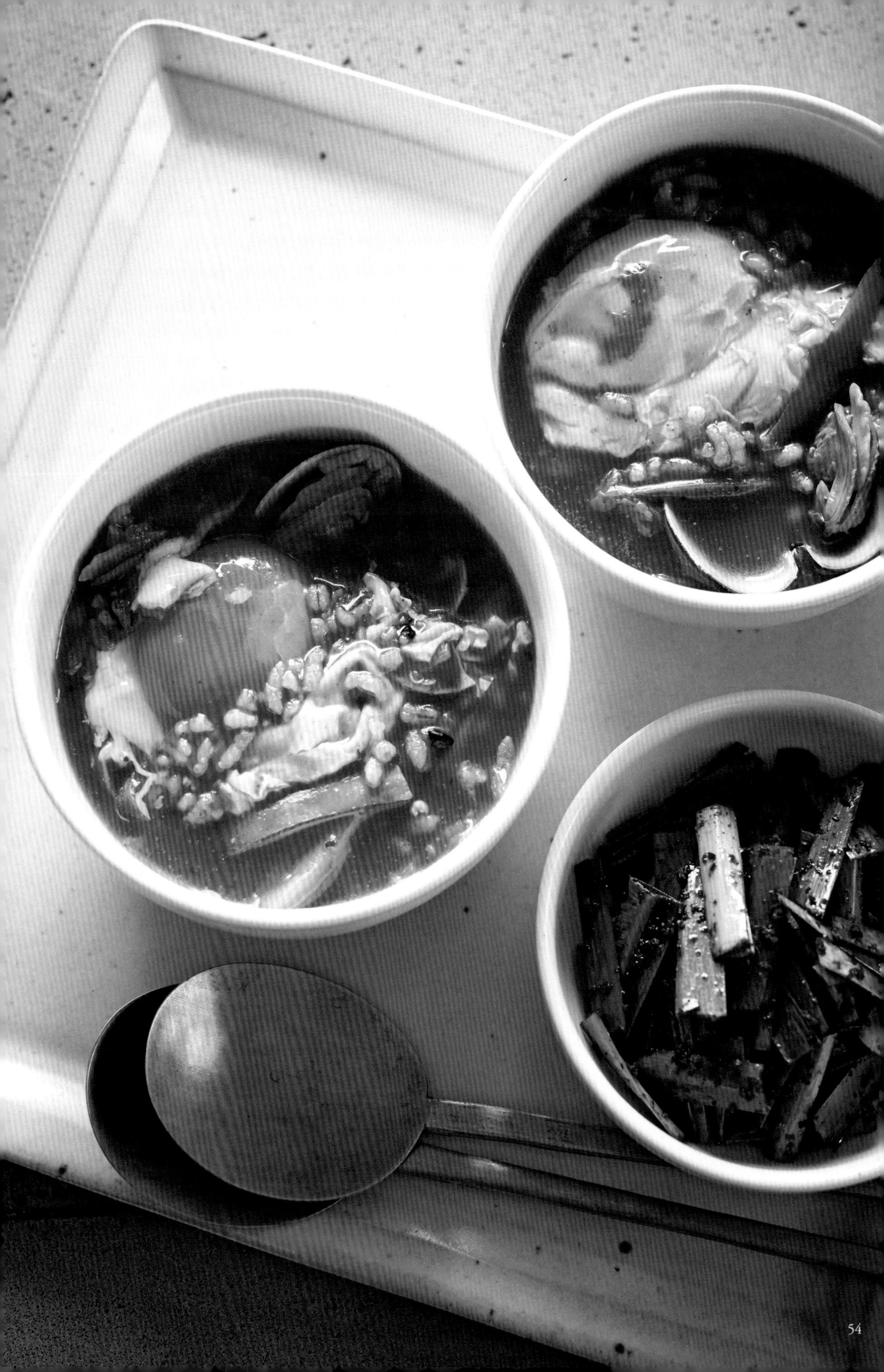

便秘がちのとき

# ごぼうとあさりのキムチがゆ

便秘がちのときは食物繊維が豊富な食材をバランスよく取り入れましょう。根菜類と発酵食品を一緒に摂ったり、海藻類を入れるのもよいでしょう。

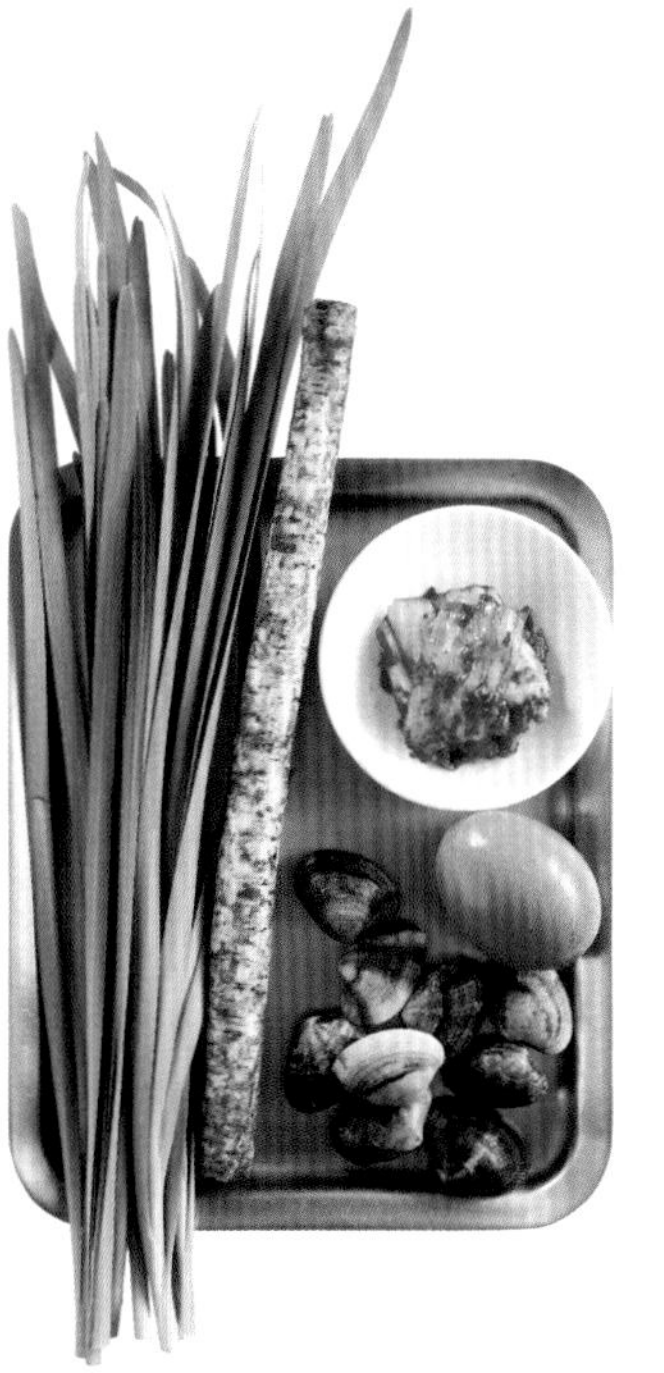

［栄養memo］

食物繊維が豊富なごぼうと発酵食品のキムチで腸内環境を改善し、便秘を解消。たんぱく質やビタミン豊富な食材も一緒に摂取。

［材料］3～4人分

白米 … 2/3合

雑穀米 … 大さじ3

あさり（殻つき）… 150g

ごぼう … 1/3本

白菜キムチ … 80g

ニラ … 1/3束

A 粗びき粉唐辛子・ごま油 … 各大さじ1
　塩 … 小さじ1/4

水 … 6カップ

しょうゆ … 大さじ1

卵 … 2個

ごま油（あればえごま油）… 小さじ2

［作り方］

1. あさりは3％の塩水（分量外）に1時間ほどつけて砂抜きをし、こすり洗いをして水けをきる。
2. 雑穀米は茶こしに入れて、水を張ったボウルでふり洗いする。白米も洗い、雑穀米と合わせて水に30分ほどつけ、ザルに上げる。
3. ごぼうはささがきにし、水に5分ほどさらして水けをきる。キムチはざく切りにする。ニラは3cm長さに切り、Aと合わせ混ぜる。
4. 鍋にごま油を熱し、ごぼうを入れてさっと炒め、キムチを加えて1分ほど炒める。2を加えて全体に油が回るまで炒める。
5. 分量の水、1を加えて沸騰したら少しずらして蓋をし、弱火にしてときどき木ベラで鍋底から混ぜながら20分ほど煮る。
6. しょうゆを加えて軽く混ぜ、卵を割り入れる。火を止め、蓋をして5分ほど蒸らし、器に盛る。別の器に3のニラを盛り、おかゆにのせていただく。

胃の調子が悪いとき

# たらとカリフラワーのミルクチーズがゆ

胃の調子が悪いときは白身魚など
胃にやさしく消化のいい食材が◎。
香辛料や味の濃いものは避けましょう。

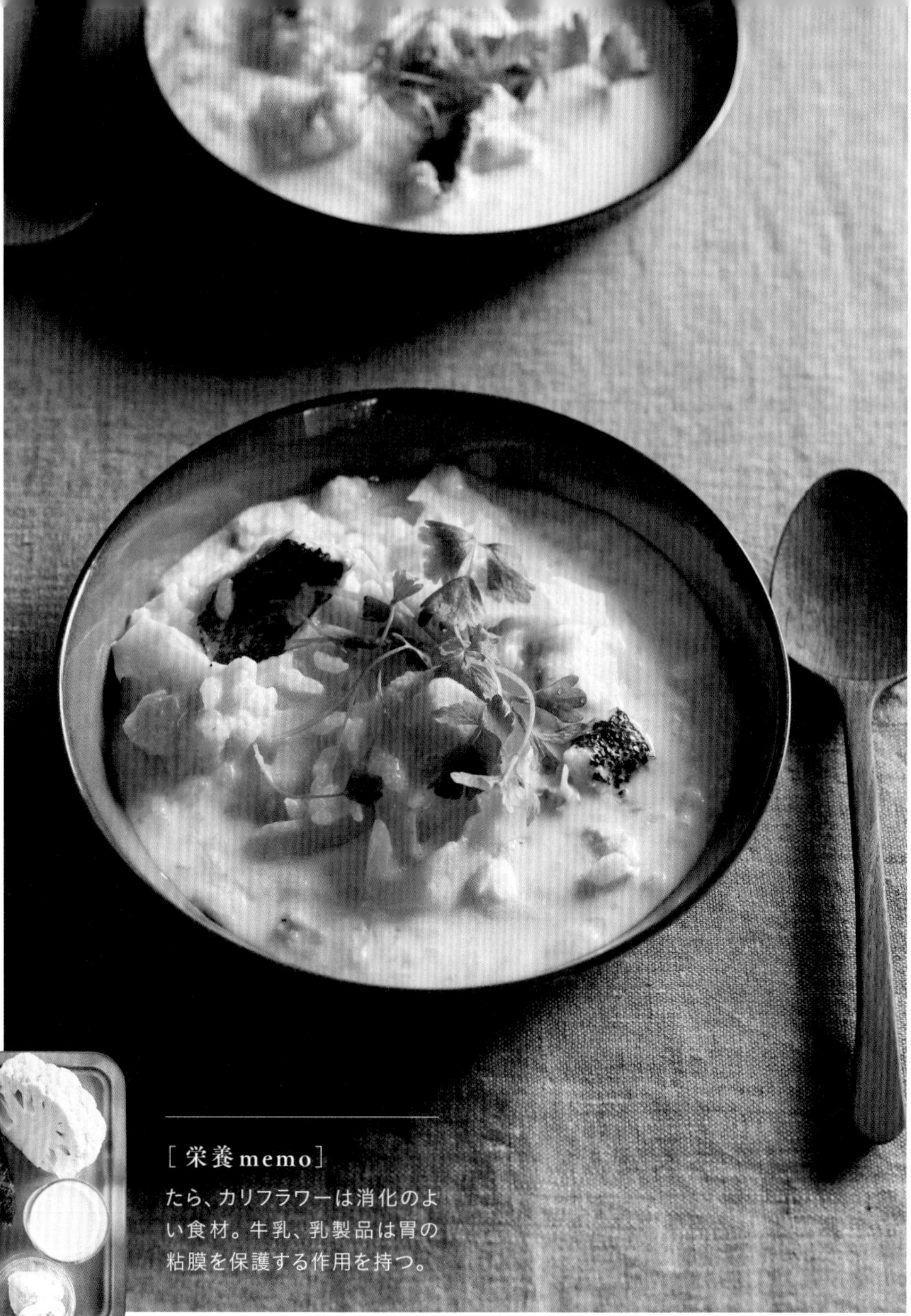

[栄養memo]
たら、カリフラワーは消化のよい食材。牛乳、乳製品は胃の粘膜を保護する作用を持つ。

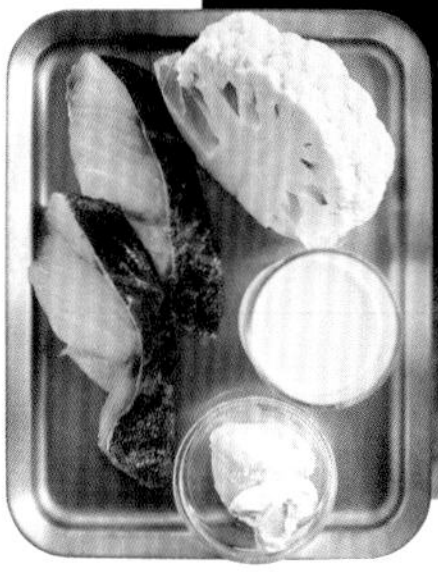

[材料] 3〜4人分

白米 … 1合
たら(切り身) … 2切れ
塩 … 少々
カリフラワー … 100g
酒 … 大さじ2
水 … 4カップ
A 牛乳 … 1カップ
｜ クリームチーズ … 100g
塩 … 小さじ1
サラダセロリ(またはセロリの葉) … 適量

[作り方]

1 白米は洗い、水に30分ほどつけてザルに上げる。

2 たらに塩をふり、10分ほどおく。ペーパータオルで水けを拭き取り、ひと口大に切る。カリフラワーは小房に分けて小さく刻む。

3 鍋にたら、酒を入れて弱火にかけ、蓋をして3〜4分蒸し、たらを取り出す。

4 3の鍋に1、分量の水、カリフラワーを加える。中火にし、沸騰したら少しずらして蓋をし、弱火にしてときどき木ベラで鍋底から混ぜながら15分ほど煮る。

5 たらを戻し入れてAを加え、10分ほど煮て塩を加え、軽く混ぜる。器に盛り、サラダセロリをちぎってのせる。

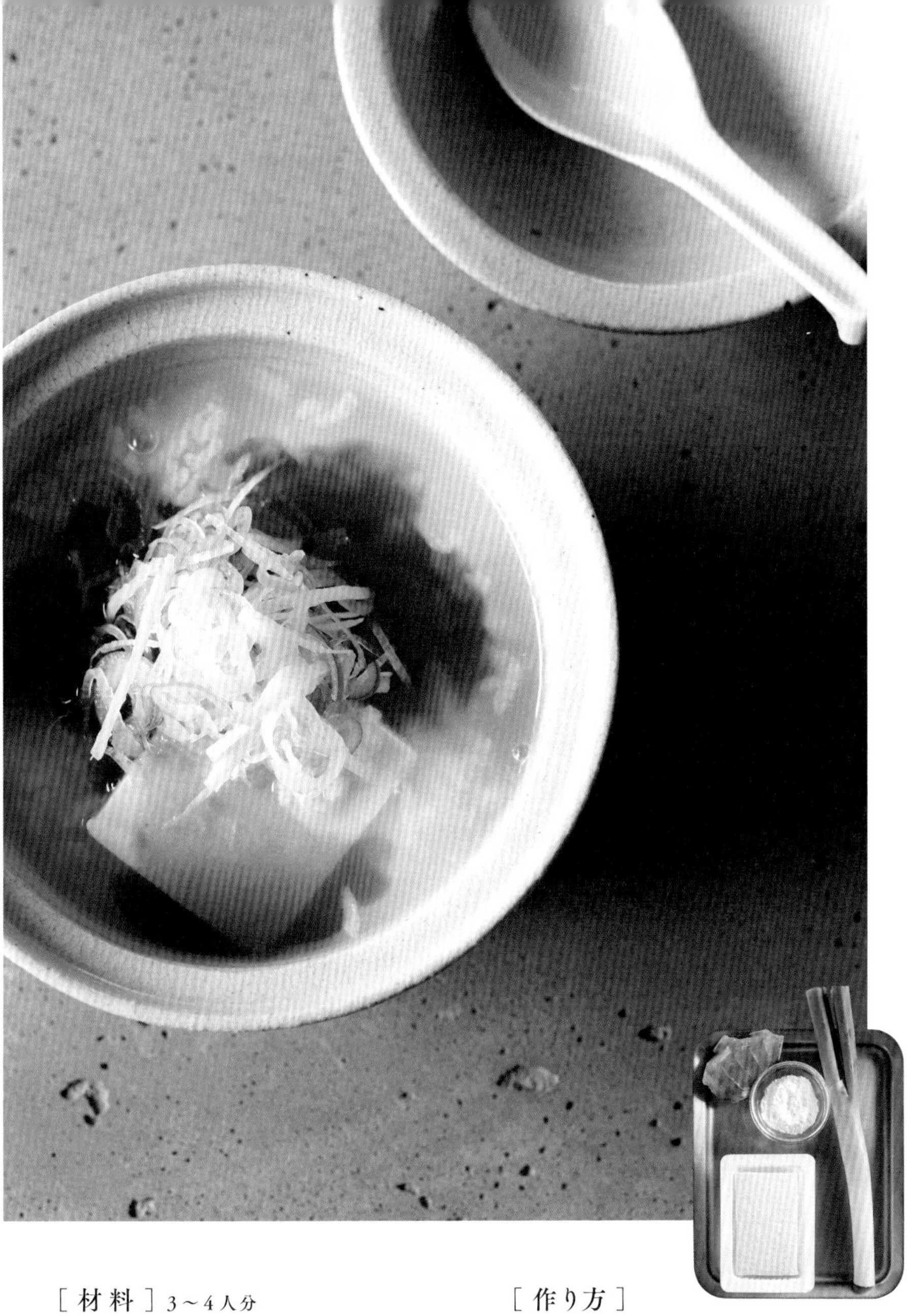

下痢のとき

# くずし豆腐のあんかけがゆ

下痢ぎみのときは脂肪や食物繊維の豊富な食材は避けるようにしましょう。まずは豆腐から始めるのがおすすめです。

［栄養memo］

豆腐は低脂質で消化のよいたんぱく質。薬効成分のある長ねぎとしょうがをのせ、あんをかけてさらに胃腸にやさしく。

［材料］3〜4人分

白米 … 1合
絹ごし豆腐 … 1/2丁（150g）
A 長ねぎ（小口切り）… 1/2本分
　しょうが（せん切り）… 1/2かけ分
水 … 6カップ
塩 … 小さじ1/2
B だし（濃いめ）… 1と1/2カップ
　しょうゆ … 大さじ1と1/2
　酒 … 大さじ1
　塩 … ひとつまみ
水溶き片栗粉
　… 片栗粉大さじ1＋水大さじ2

［作り方］

1. 白米は洗い、水に30分ほどつけてザルに上げる。
2. 豆腐は縦半分に切り、横1㎝厚さに切る。Aは合わせて水に5分ほどさらし、水けをきる。
3. 鍋に分量の水を入れて強火にかけ、沸騰したら1を加える。再び沸騰したら少しずらして蓋をし、弱火〜弱めの中火にしてときどき木ベラで鍋底から混ぜながら25分ほど煮る。塩、豆腐を加えて5分ほど煮る。
4. 別の鍋にBを入れて強火にかけ、沸騰したら水溶き片栗粉を回し入れてとろみをつけ、あんを作る。3を器に盛り、2のAをのせてあんをかける。

だるいとき

# パプリカとえびの
# トマトがゆ

だるさを感じる慢性疲労は、
体内に活性酸素が発生しているので
抗酸化作用のある食材を取り入れるのがおすすめです。
β-カロテン、ビタミンC、E、
ポリフェノールを摂りましょう。

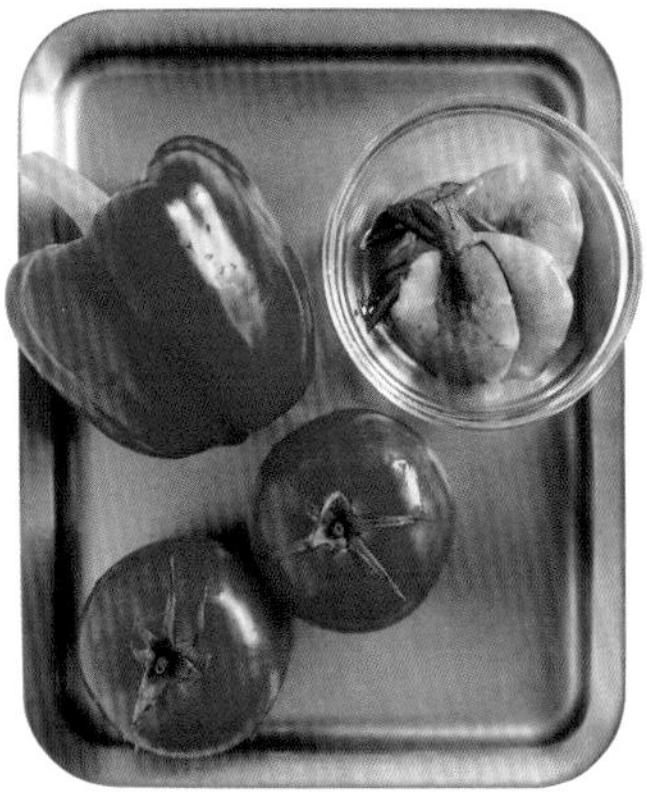

［栄養memo］

トマトにはリコピン、赤パプリカにはβ-カロテン、ビタミンC、えびにはビタミンEが豊富で活性酸素を除去してくれる。

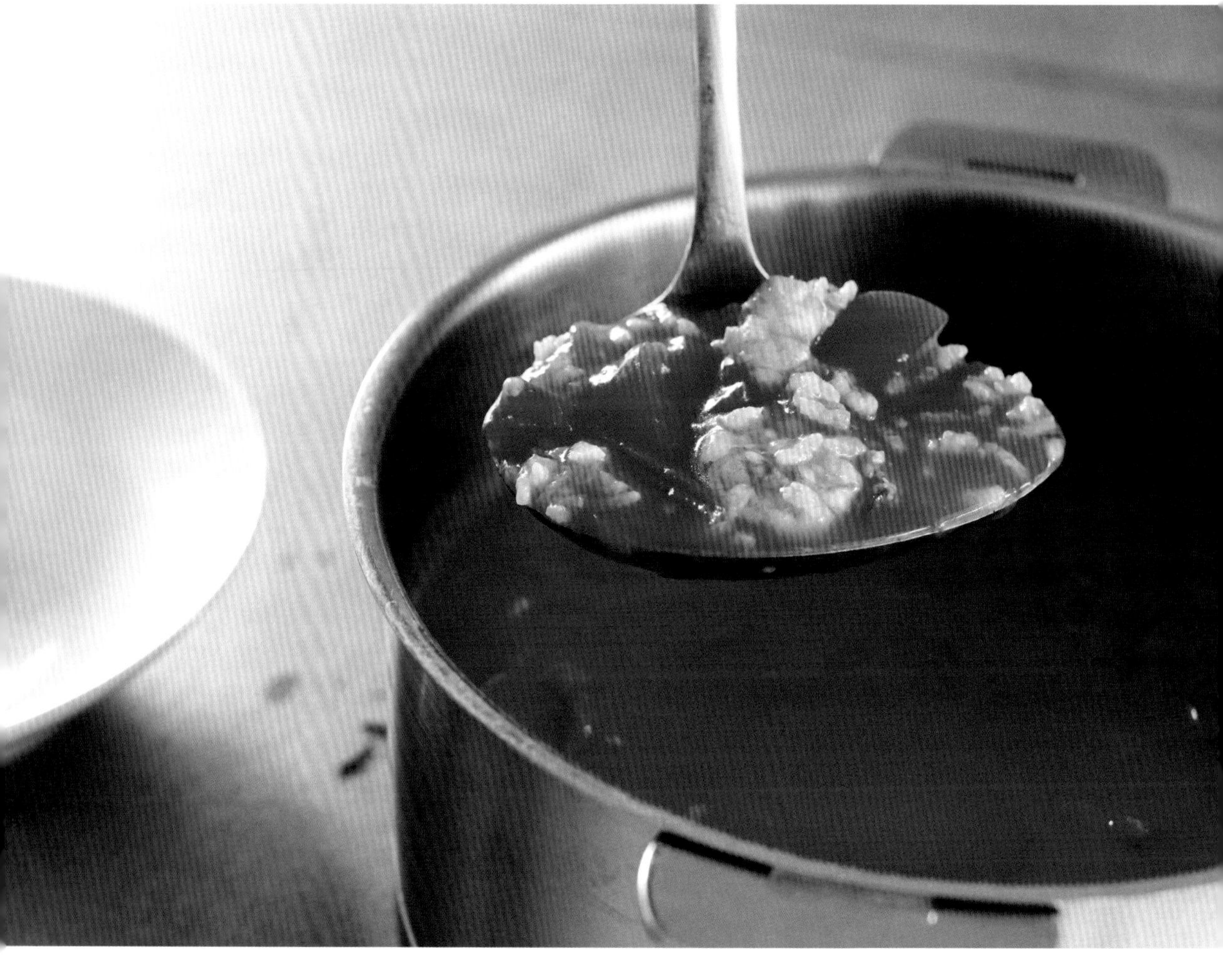

[ 材料 ] 3～4人分

白米 … 2/3合
えび（ブラックタイガーなど）… 12尾
パプリカ（赤）… 1個
トマト … 2個
にんにく（粗みじん切り）… 1/2かけ分
塩 … 適量
A 水 … 4カップ
　トマトジュース（無塩）… 1カップ
B ミックスハーブ … 適量
　塩 … 小さじ1
オリーブ油 … 小さじ2

[ 作り方 ]

1. 白米は洗い、水に30分ほどつけてザルに上げる。
2. えびは殻と背ワタを取り除いて横に2㎝幅に切り、塩少々をふってもみ洗いする。パプリカはヘタと種を取って1㎝角に切り、トマトはヘタを取ってひと口大に切る。
3. 鍋にオリーブ油、にんにくを入れて弱火で炒め、香りが出たらえび、パプリカ、トマトを加える。塩少々を加えて中火にし、1分30秒ほど炒める。
4. 1を加えてさっと炒め、Aを加える。沸騰したら少しずらして蓋をし、弱火にしてときどき木ベラで鍋底から混ぜながら30分ほど煮る。Bを加えて軽く混ぜる。

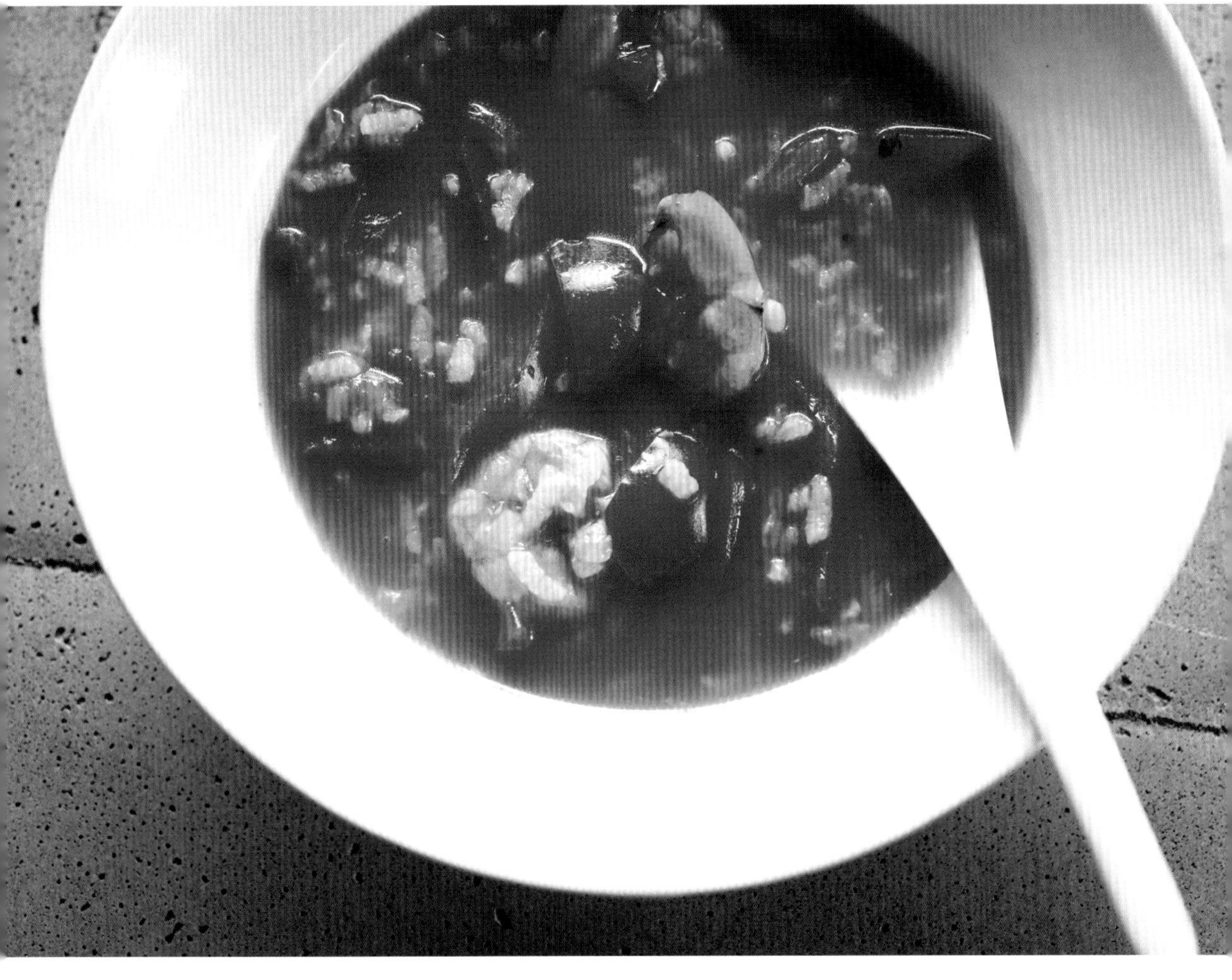

筋肉疲労のとき

# レバーとセリの中華がゆ

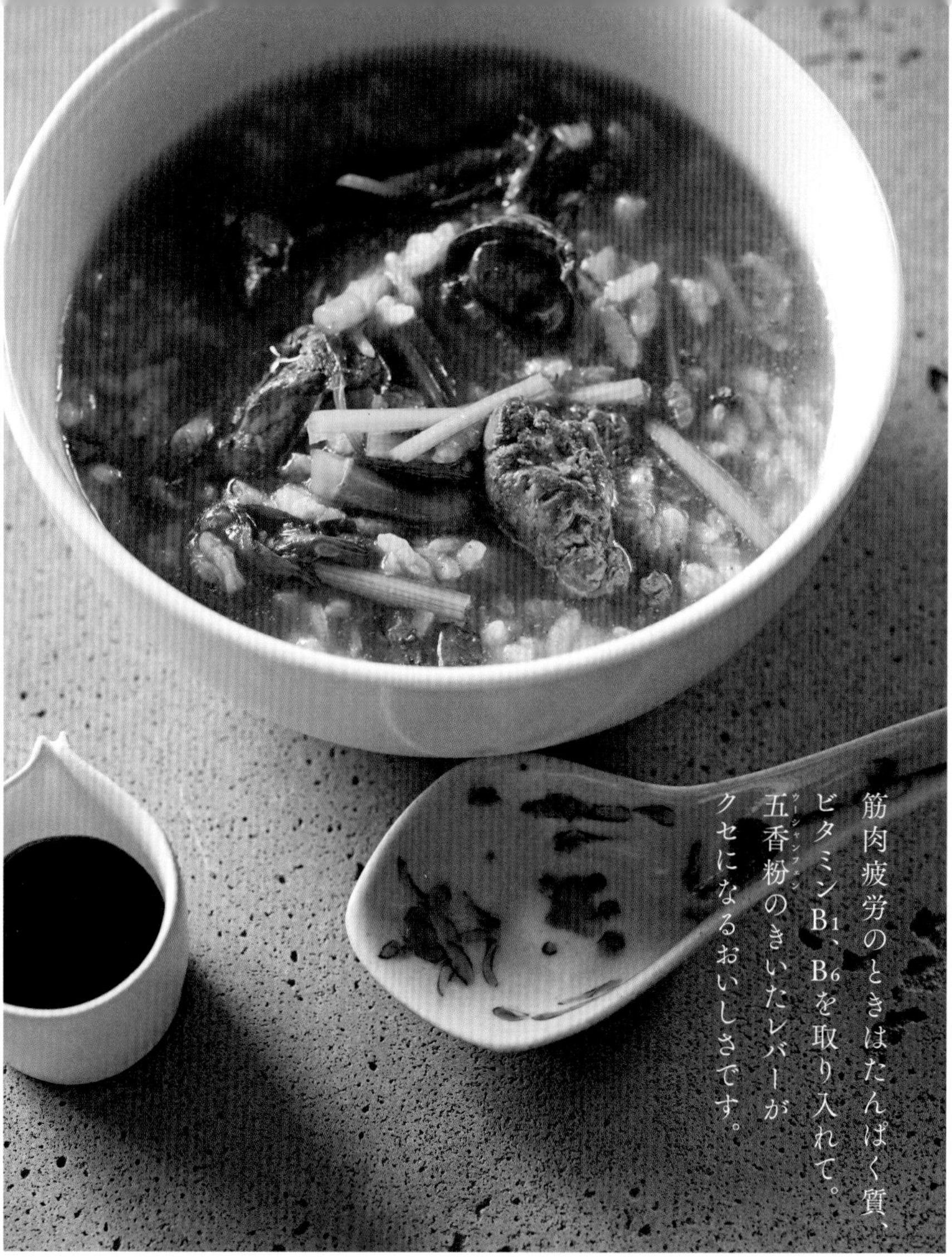

筋肉疲労のときはたんぱく質、ビタミン$B_1$、$B_6$を取り入れて。五香粉《ウーシャンフェン》のきいたレバーがクセになるおいしさです。

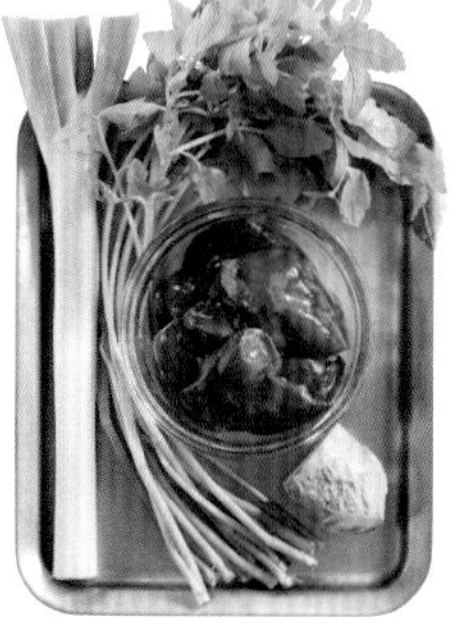

［栄養memo］

鶏レバーは鉄分、ビタミン$B_1$、葉酸が豊富なので筋肉疲労に効果的。香味野菜で臭み消しにも。

［材料］3〜4人分

白米 … 1合
鶏レバー … 100g
A しょうゆ・紹興酒 … 各小さじ1
セリ … 1株
長ねぎ（みじん切り）… 1/2本分
しょうが（みじん切り）… 1かけ分
紹興酒（または酒）… 大さじ1
B オイスターソース … 大さじ1
　しょうゆ … 小さじ1
　五香粉 … 小さじ1/2
水 … 6カップ
塩・こしょう … 各少々
ごま油 … 小さじ2
黒酢 … 適宜

［作り方］

1. 白米は洗い、水に30分ほどつけてザルに上げる。
2. レバーはひと口大に切り、血のかたまりを取り除いて氷水に20分ほどつける。ペーパータオルで水けを拭き取り、Aで下味をつける。
3. セリは根元を切り落として3cm長さに切る。
4. 鍋にごま油、長ねぎ、しょうがを入れて弱火で炒め、香りが出たら2、紹興酒を加えて中火にし、3分ほど炒める。Bを加えてさらに炒める。
5. 1、分量の水を加える。沸騰したら少しずらして蓋をし、弱火にしてときどき木ベラで鍋底から混ぜながら30分ほど煮る。塩・こしょう、3を加えて軽く混ぜる。器に盛り、好みで黒酢をかけていただく。

貧血のとき

# しじみと小松菜のそばがゆ

貧血のときはたんぱく質、鉄分、ビタミンC、$B_{12}$の栄養素が必要に。しじみのうまみと小松菜でさっぱりと。

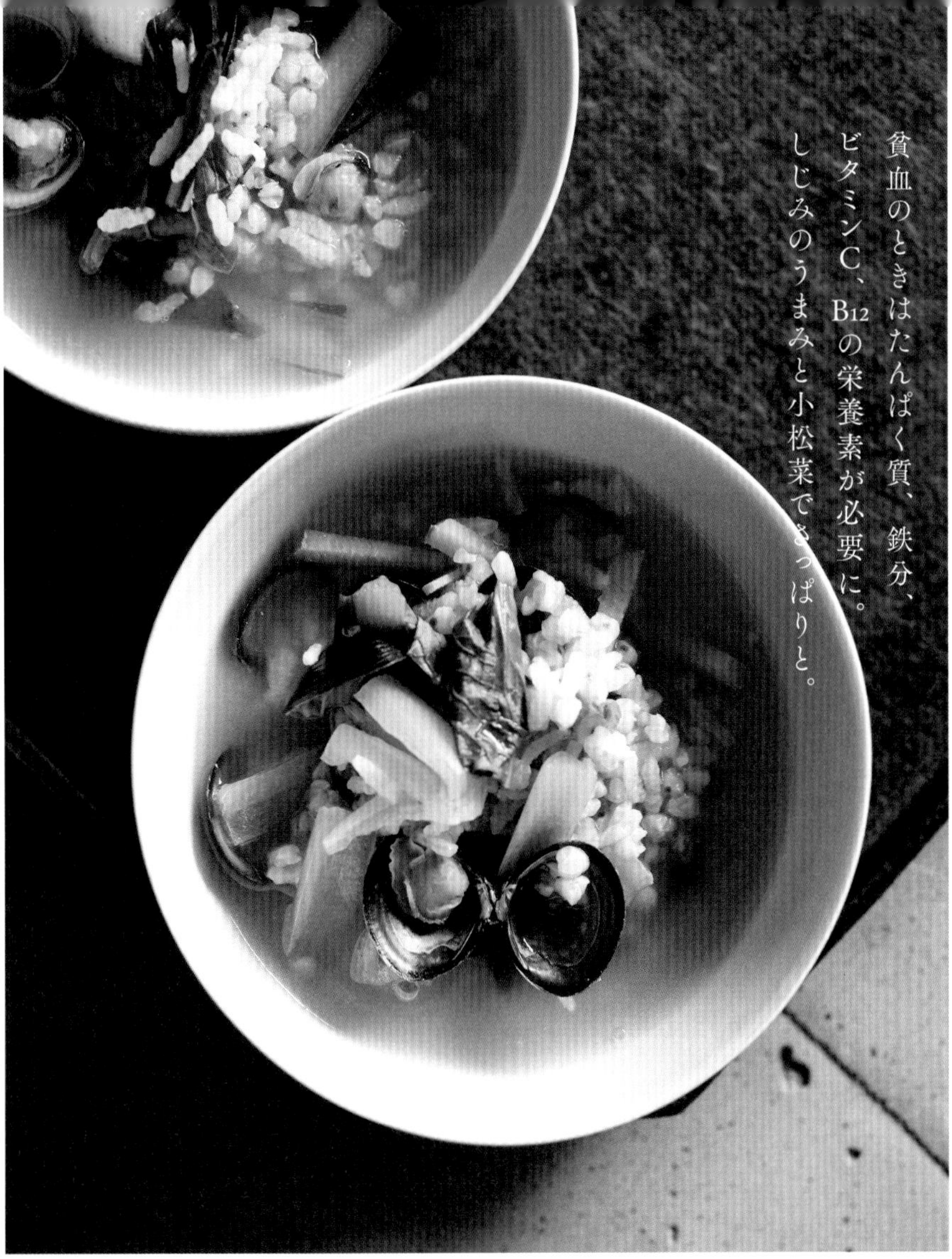

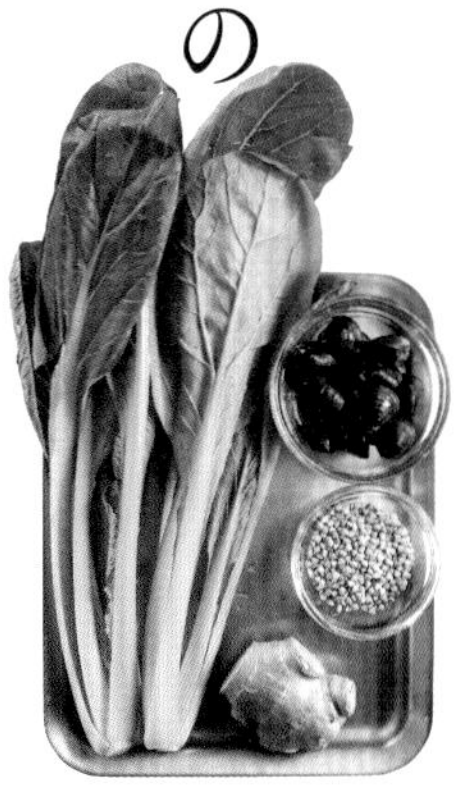

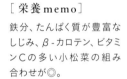

［栄養memo］
鉄分、たんぱく質が豊富なしじみ、β-カロテン、ビタミンCの多い小松菜の組み合わせが◎。

［材料］3～4人分

白米 … 1/3合
そばの実 … 30g
しじみ … 150g
小松菜 … 2株
しょうが（せん切り）… 1かけ分
酒 … 小さじ2
水 … 6カップ
塩 … 小さじ1/2
粉山椒 … 適量

［作り方］

[1] しじみは水に1時間ほどつけて砂抜きをし、こすり洗いをし、水けをきる。

[2] 白米とそばの実は合わせて洗い、水に30分ほどつけてザルに上げる。

[3] 小松菜は根元を切り落として3㎝長さに切る。

[4] 鍋に[1]、しょうが、酒を入れて火にかけ、蓋をして3分ほど蒸す。しじみは口が開いたら取り出す。

[5] [4]の鍋に[2]、分量の水を加えて強火にし、沸騰したら少しずらして蓋をし、弱火にしてときどき木ベラで鍋底から混ぜながら20分ほど煮る。塩、小松菜を加えてしじみを戻し入れ、5分ほど煮て、粉山椒をふる。

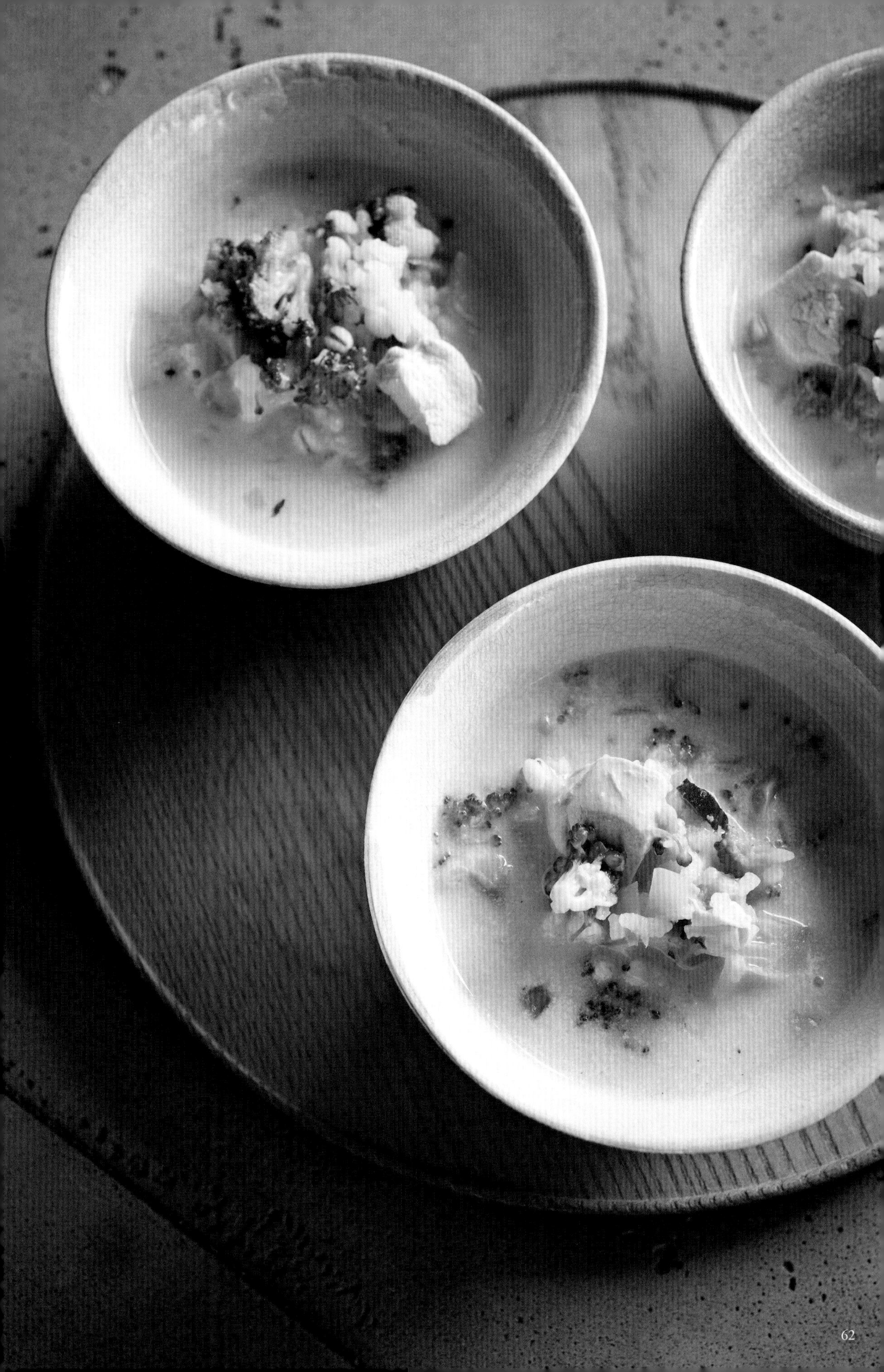

アンチエイジング

# ハトムギの豆乳中華がゆ

アンチエイジングには、良質なたんぱく質や抗酸化作用を持つポリフェノール、食物繊維を多く含む食材がおすすめです。まろやかな豆乳スープがおいしいおかゆを召し上がれ。

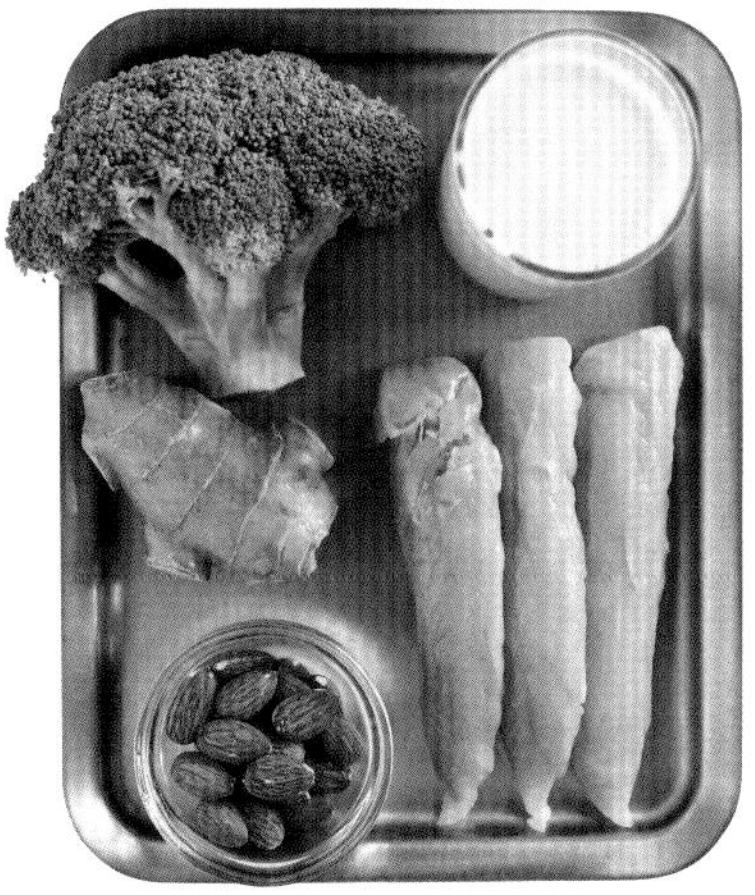

［栄養memo］

良質なたんぱく質を含む鶏ささみや豆乳、抗酸化ビタミンの豊富なブロッコリー、そして、何より美肌に効果的なハトムギの組み合わせ。

［材料］3～4人分

白米 … 1/2合
ハトムギ … 1/3カップ
鶏ささみ … 3本（120g）
塩 … 適量
ブロッコリー … 1/3株
アーモンド … 20g
しょうが（せん切り）… 1かけ分
水 … 5カップ
無調整豆乳 … 1カップ
ごま油 … 大さじ1

［作り方］

1 白米とハトムギは合わせて洗い、水に30分ほどつけてザルに上げ、ごま油をかけてスプーンなどで混ぜる。

2 ささみは筋を取り除き、そぎ切りにして塩少々をふる。

3 ブロッコリーは小房に分けて粗く切り、アーモンドは粗みじん切りにする。

4 鍋に分量の水、2、しょうがを入れて火にかけ、沸騰したらアクを取り除く。1を加え、再び沸騰したら蓋をせずに弱火にしてときどき木ベラで鍋底から混ぜながら20分ほど煮る。

5 ブロッコリー、塩小さじ1、豆乳を加えてひと煮する。器に盛り、アーモンドを散らす。

肌荒れしているとき

# 鶏手羽中とアボカド、ミックスビーンズのおかゆ

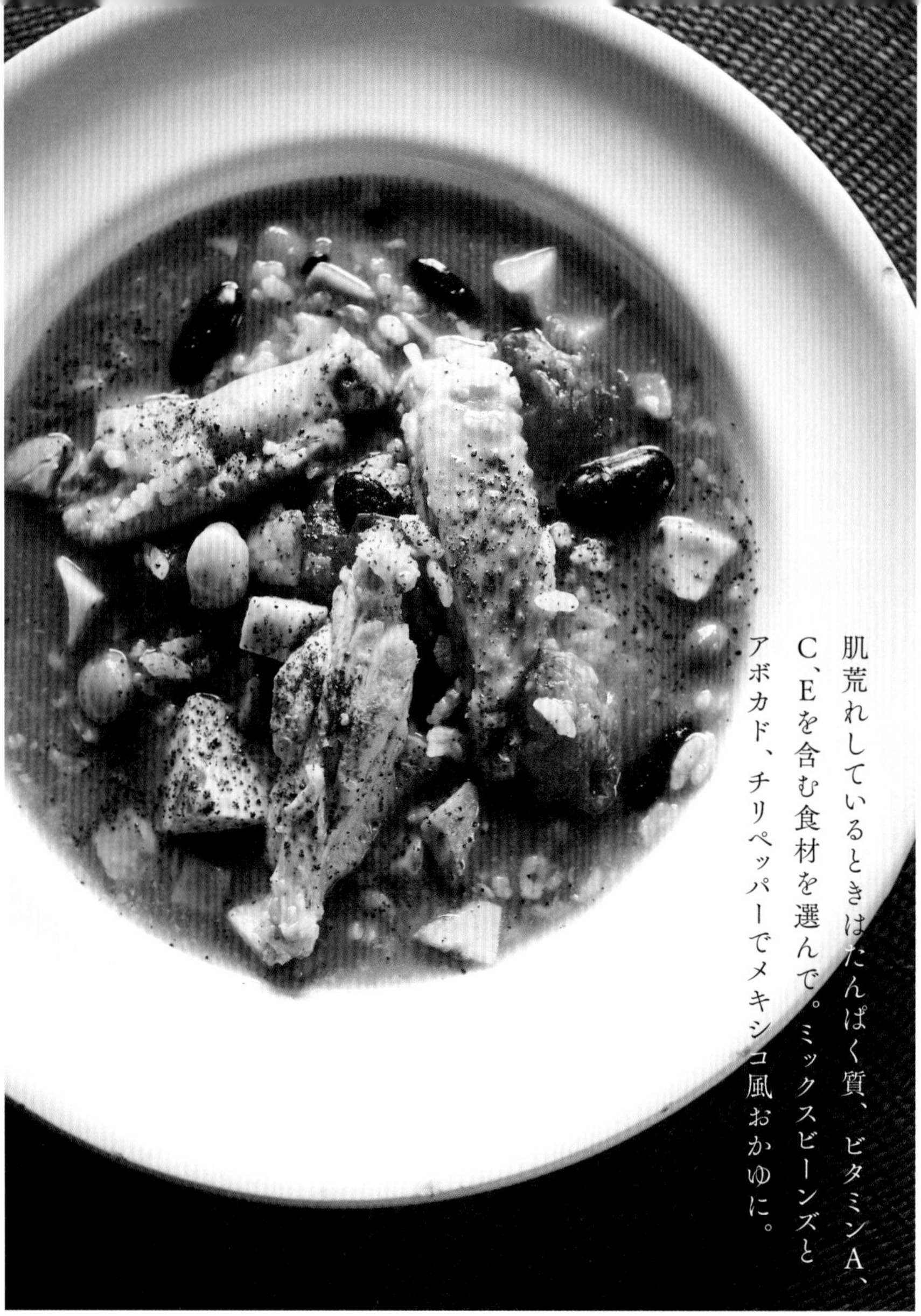

肌荒れしているときはたんぱく質、ビタミンA、C、Eを含む食材を選んで。ミックスビーンズとアボカド、チリペッパーでメキシコ風おかゆに。

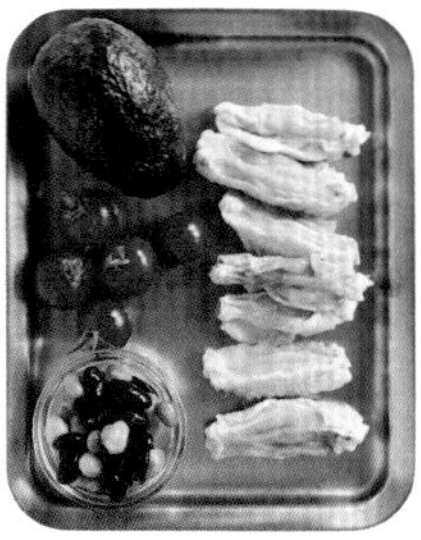

［栄養memo］

良質なたんぱく質が豊富なミックスビーンズとコラーゲンが豊富な鶏手羽中、ビタミン豊富な野菜で美肌に。

［材料］3～4人分

白米 … 2/3合
雑穀米 … 大さじ3
鶏手羽中 … 6本
塩・こしょう … 各少々
アボカド … 1個
ミニトマト … 10個
水 … 6カップ
A ミックスビーンズ（ドライパック）… 100g
　しょうゆ・チリパウダー・塩
　　… 各小さじ1/2
オリーブ油 … 小さじ2
チリパウダー … 適量

［作り方］

1 雑穀米は茶こしに入れ、水を張ったボウルでふり洗いする。白米は洗い、雑穀米と合わせて水に30分ほどつけてザルに上げる。

2 手羽中に塩、こしょうをふる。

3 アボカドは縦半分に切り、種と皮を除いて1㎝角に切る。ミニトマトはヘタを取り、半分に切る。

4 鍋に分量の水、2を入れて火にかけ、沸騰したら1、ミニトマトを加える。再び沸騰したら少しずらして蓋をし、弱火～弱めの中火にしてときどき木ベラで鍋底から混ぜながら20分ほど煮る。

5 A、アボカドを加え、ひと煮してオリーブ油を加えてひと混ぜする。器に盛り、チリパウダーをふる。

髪がパサつくとき

# オイルサーディンとキャベツのレモン風味がゆ

髪のパサつきに必要なたんぱく質やよい脂肪を含むオイルサーディンとビタミンC、Eがたっぷりの爽やかなおかゆです。

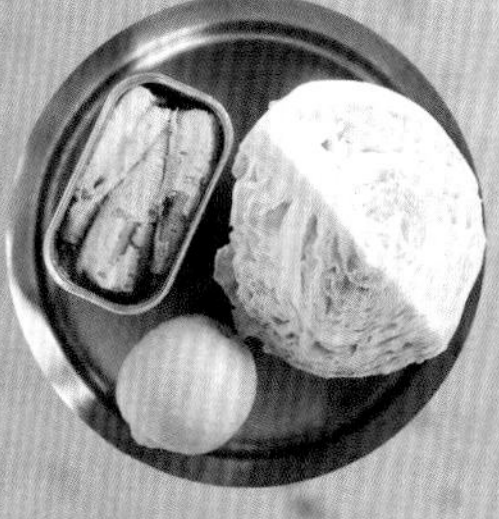

［栄養memo］

オイルサーディンは良質なたんぱく質、良質な脂質が豊富。ビタミンC豊富な野菜で、髪の潤いをアップ。

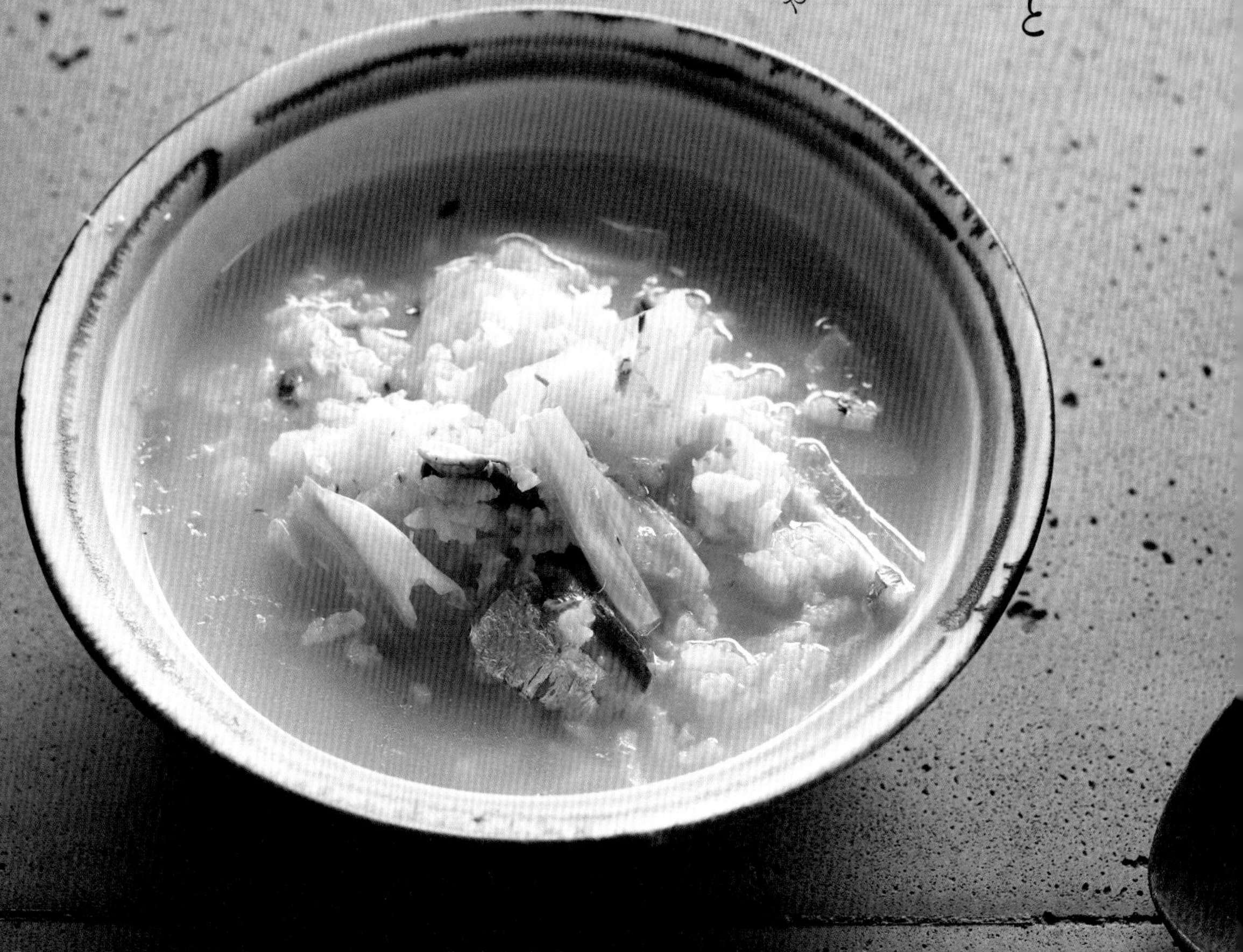

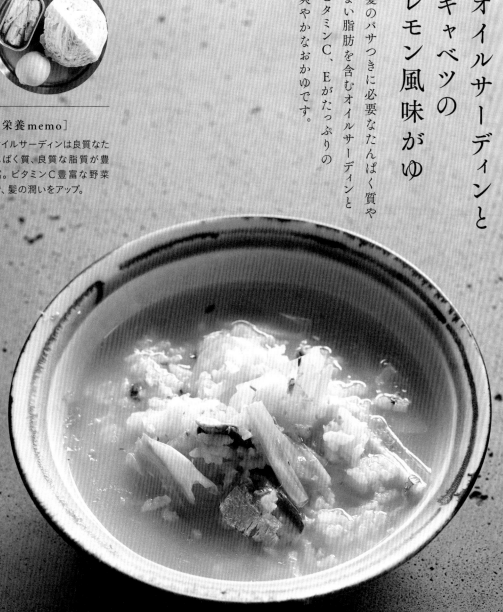

［材料］3～4人分

白米 … 1合
キャベツ … 2枚
レモンの皮 … 少々
A 水 … 6カップ
　レモン汁 … 小さじ1
B オイルサーディン … 1缶（約100g）
　塩 … 小さじ1/2
オリーブ油 … 小さじ1

［作り方］

1. 白米は洗い、水に30分ほどつけてザルに上げ、オリーブ油をかけてスプーンなどで混ぜる。
2. キャベツはひと口大に切り、レモンの皮はすりおろす。
3. 鍋にAを入れて強火にかけ、沸騰したら1を加える。再び沸騰したら少しずらして蓋をし、弱火にしてときどき木ベラで鍋底から混ぜながら20分ほど煮る。キャベツ、Bを加えて5分ほど煮る。器に盛り、レモンの皮を散らす。

骨密度を高めたいとき

# にんじんとツナのミルクがゆ

骨密度を高めるには、たんぱく質とカルシウム、ビタミンDが豊富な食材を入れたミルクがゆで食べやすく

[ **材料** ] 3～4人分

白米 … 1/2合
もち米 … 1/4合
にんじん … 1本
水 … 4カップ
ツナ缶（水煮）… 大1缶（140g）
牛乳 … 1カップ
塩 … 小さじ1
バター … 4g
粗びき黒こしょう … 少々

[ **作り方** ]

1 白米ともち米は合わせて洗い、水に30分ほどつけてザルに上げる。

2 にんじんは5～6㎝長さの細切りにする。

3 鍋にバターを熱し、2を入れてさっと炒め、1を加えてさっと炒める。

4 分量の水を加え、ツナ缶はほぐしながら缶汁ごと加える。沸騰したら少しずらして蓋をし、弱火にして15分ほど煮込み、牛乳を加える。ときどき木べラで鍋底から混ぜながらさらに15分ほど煮る。塩を加えて器に盛り、粗びき黒こしょうをふる。

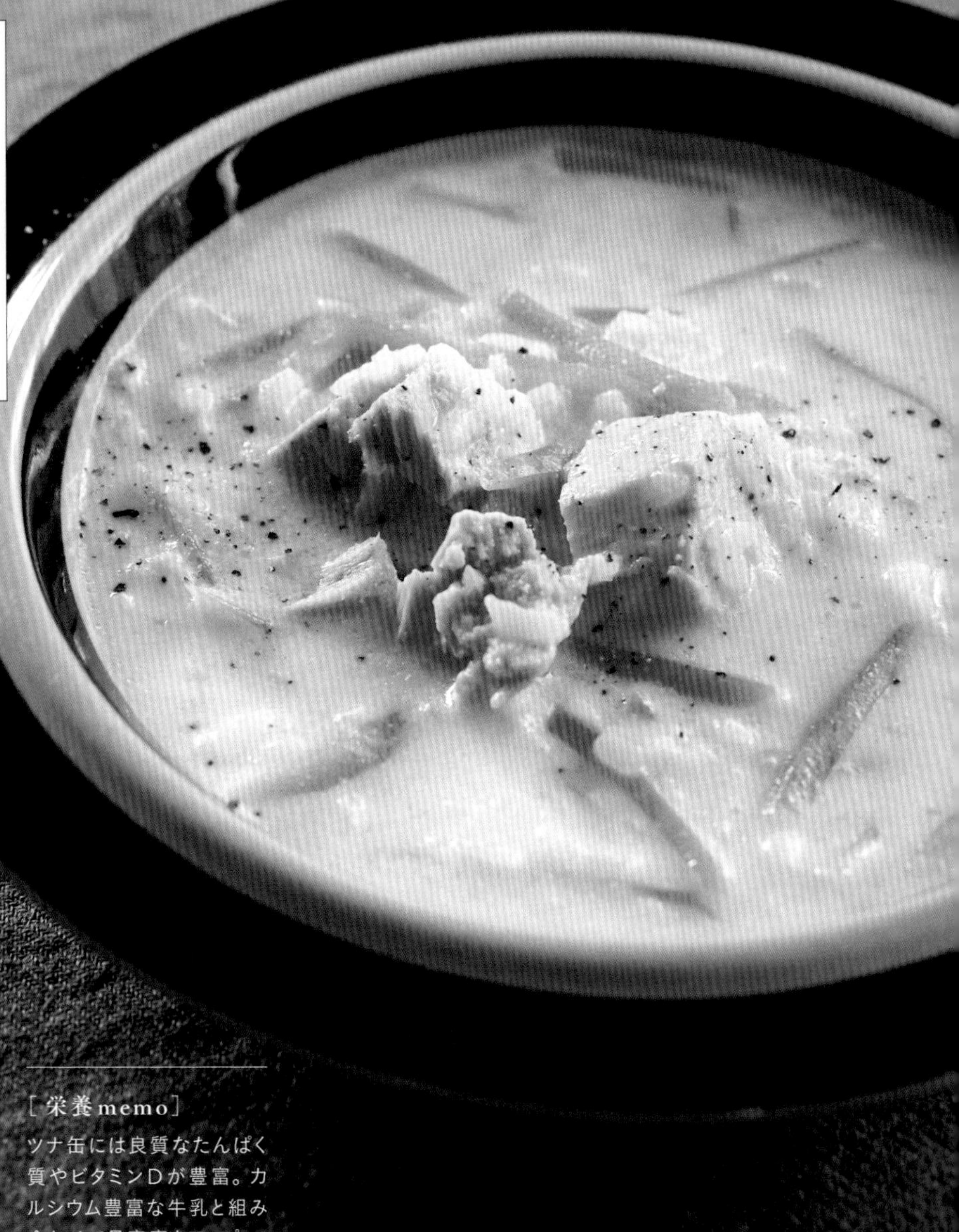

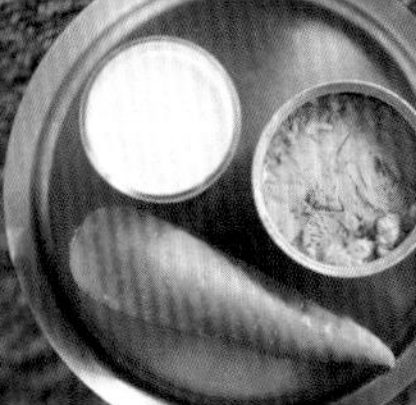

[ **栄養memo** ]

ツナ缶には良質なたんぱく質やビタミンDが豊富。カルシウム豊富な牛乳と組み合わせて骨密度をアップ。

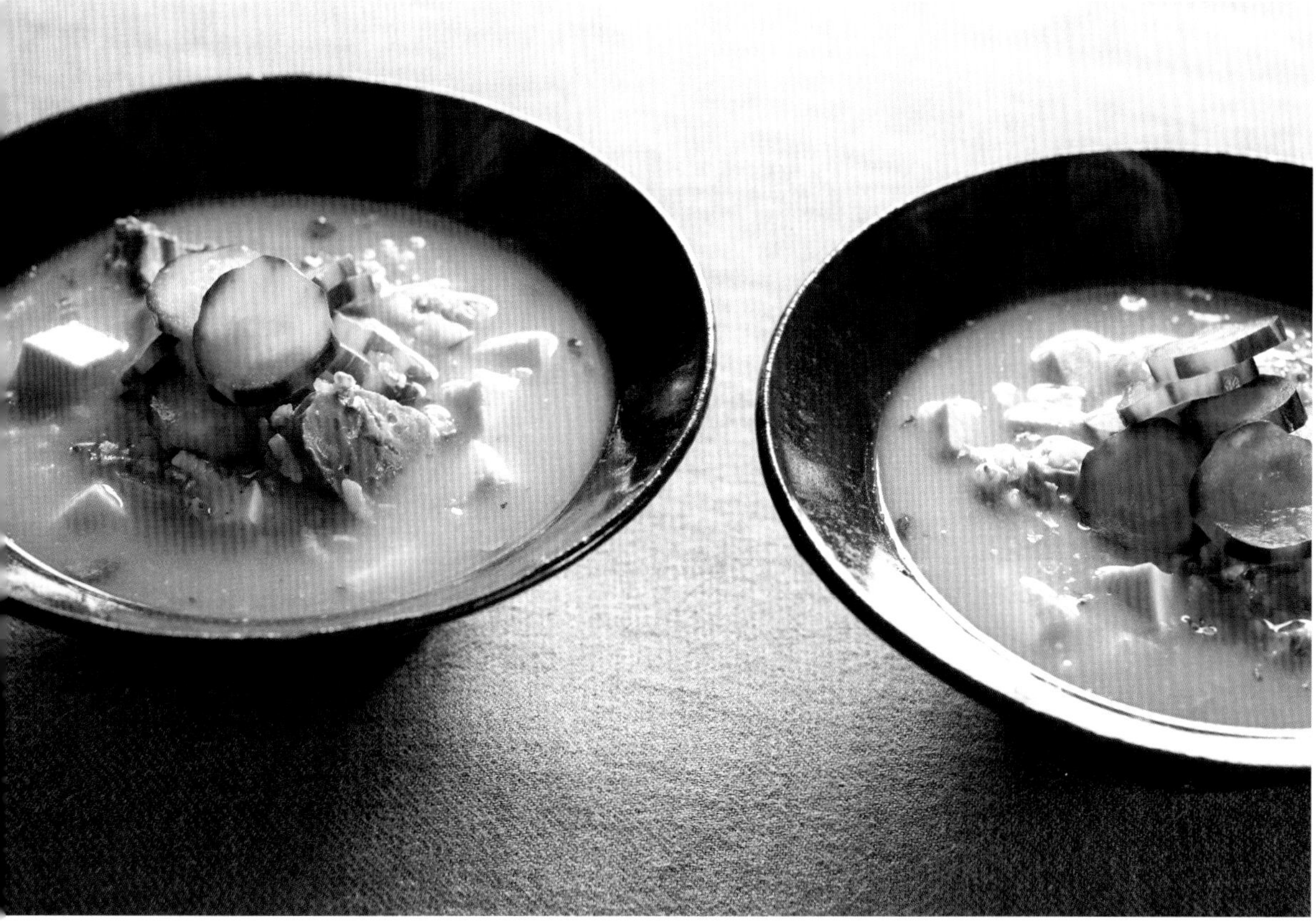

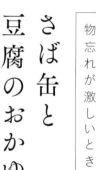

物忘れが激しいとき

# さば缶と豆腐のおかゆ

物忘れが激しいときは、良質な脂質を多く含むさばや抗酸化物質を含む豆腐を使ったおかゆで脳を活性化させましょう。

［材料］3〜4人分

白米 … 1/3合
もち麦 … 1/2合
木綿豆腐 … 1/2丁（150g）
きゅうり … 1本
塩 … 適量
水 … 6カップ
さば缶（水煮）… 1缶（180g）
みそ … 大さじ1と1/2〜2

［作り方］

1 白米ともち麦は合わせて洗い、水に30分ほどつけてザルに上げる。

2 豆腐は1.5㎝角に切る。きゅうりは皮を縞目にむいて薄い小口切りにする。塩をふってもみ、5分ほどおいてしっかり水けを絞る。

3 鍋に分量の水を加え、さば缶は粗くほぐしながら缶汁ごと加えて火にかけ、沸騰したら1を加える。再び沸騰したら少しずらして蓋をし、弱火にしてときどき木ベラで鍋底から混ぜながら18分ほど煮る。

4 豆腐を加え、2分ほど煮てみそを溶き入れる。器に盛り、きゅうりをのせる。

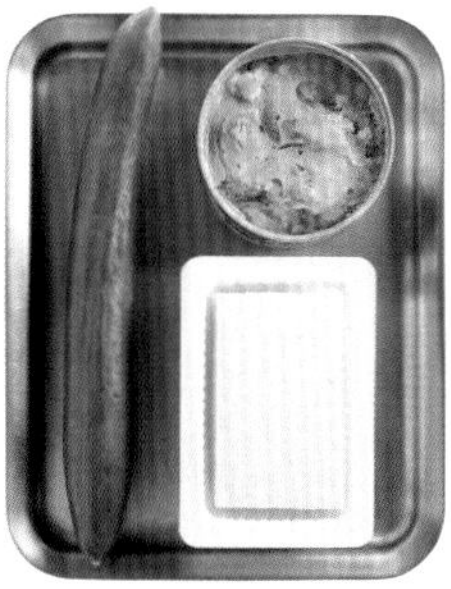

［栄養memo］

さば缶にはDHA＆EPAの不飽和脂肪酸が多く、豆腐にはイソフラボンという抗酸化物質が豊富。

亜鉛強化

# かきとクレソンのみそバターおかゆ

日々の食生活の中で不足しがちな亜鉛は、髪の毛の健康と味覚を保つことができる栄養素。
亜鉛が豊富なかきとクレソンを使い、
みそバター味で濃厚なコク深い味わいに仕上げます。

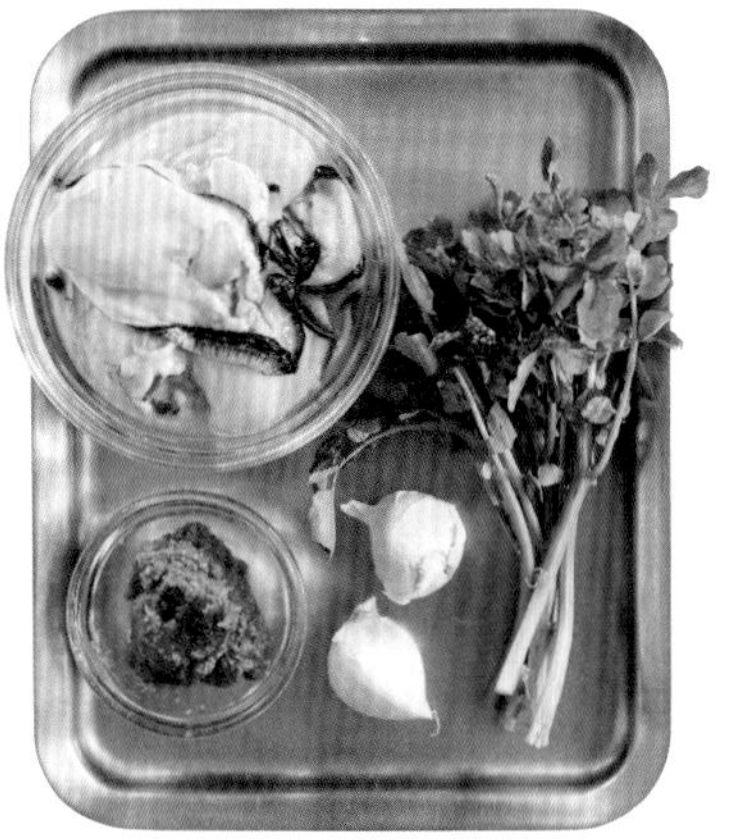

［栄養memo］
亜鉛が豊富なかき、抗酸化ビタミンが豊富なクレソンとビタミンB群の豊富なにんにくを組み合わせて。

［材料］3～4人分

白米 … 2/3合
雑穀米（またはハトムギ）… 大さじ3
かき（むき身）… 6～8粒（180g）
片栗粉 … 適量
塩 … 適量
クレソン … 1茎
水 … 6カップ
にんにく（すりおろし）… 1/2かけ分
バター … 12g
みそ … 大さじ1

［作り方］

1 雑穀米は茶こしに入れ、水を張ったボウルでふり洗いする。白米は洗い、雑穀米と合わせて水に30分ほどつけてザルに上げる。
※ハトムギの場合は白米と合わせて洗う。

2 ボウルにかき、片栗粉、塩を入れてやさしくからめ、きれいな水で何度も洗い、水けを拭いて塩少々をふる。

3 クレソンはざく切りにする。

4 鍋に分量の水を入れて強火にかけ、沸騰したら1を加える。再び沸騰したら蓋をし、弱火にしてときどき木ベラで鍋底から混ぜながら30分ほど煮る。2を加え、さらに10分ほど煮てにんにく、バターを加えてみそを溶き入れる。器に盛り、クレソンをのせる。

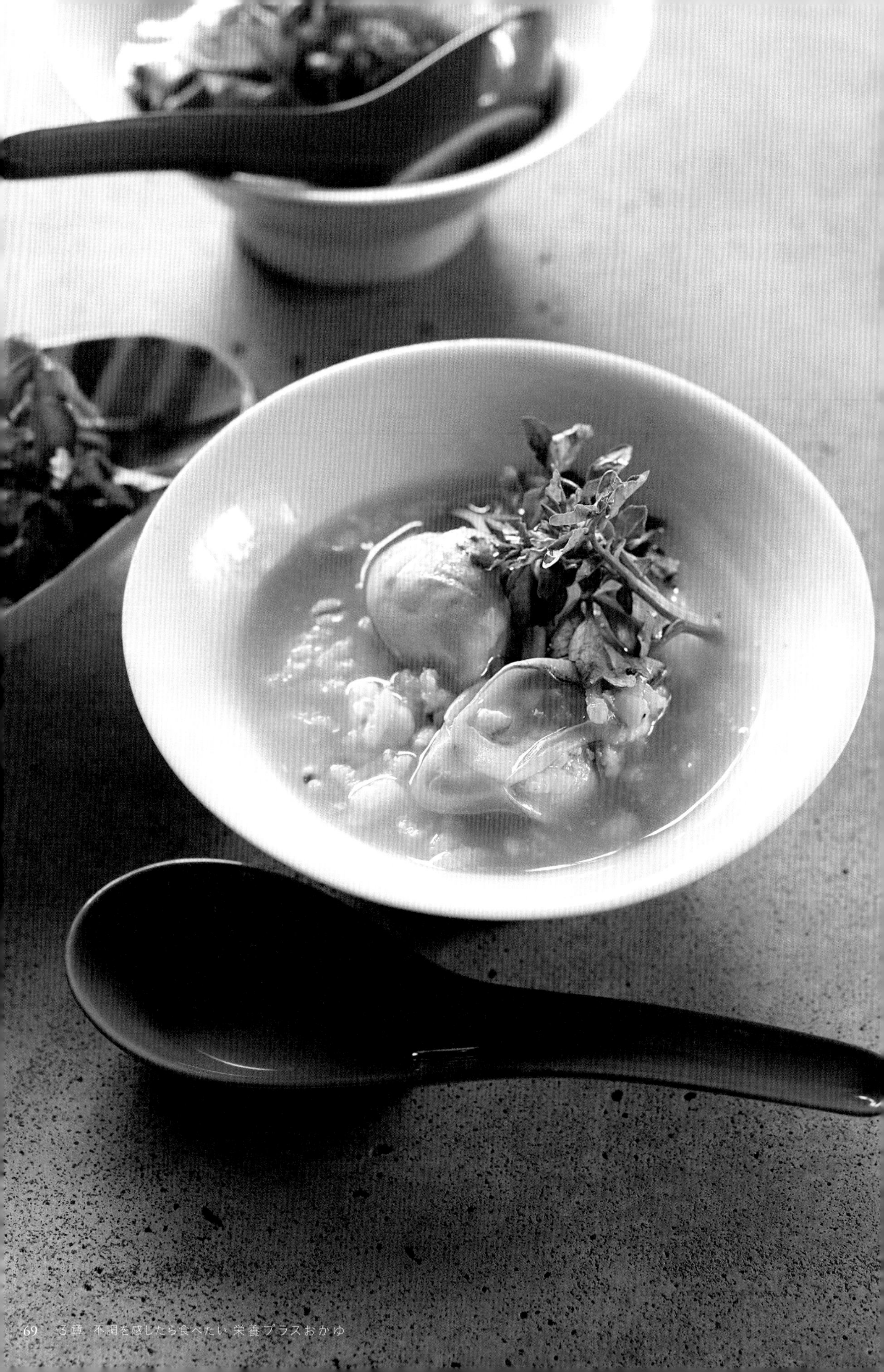

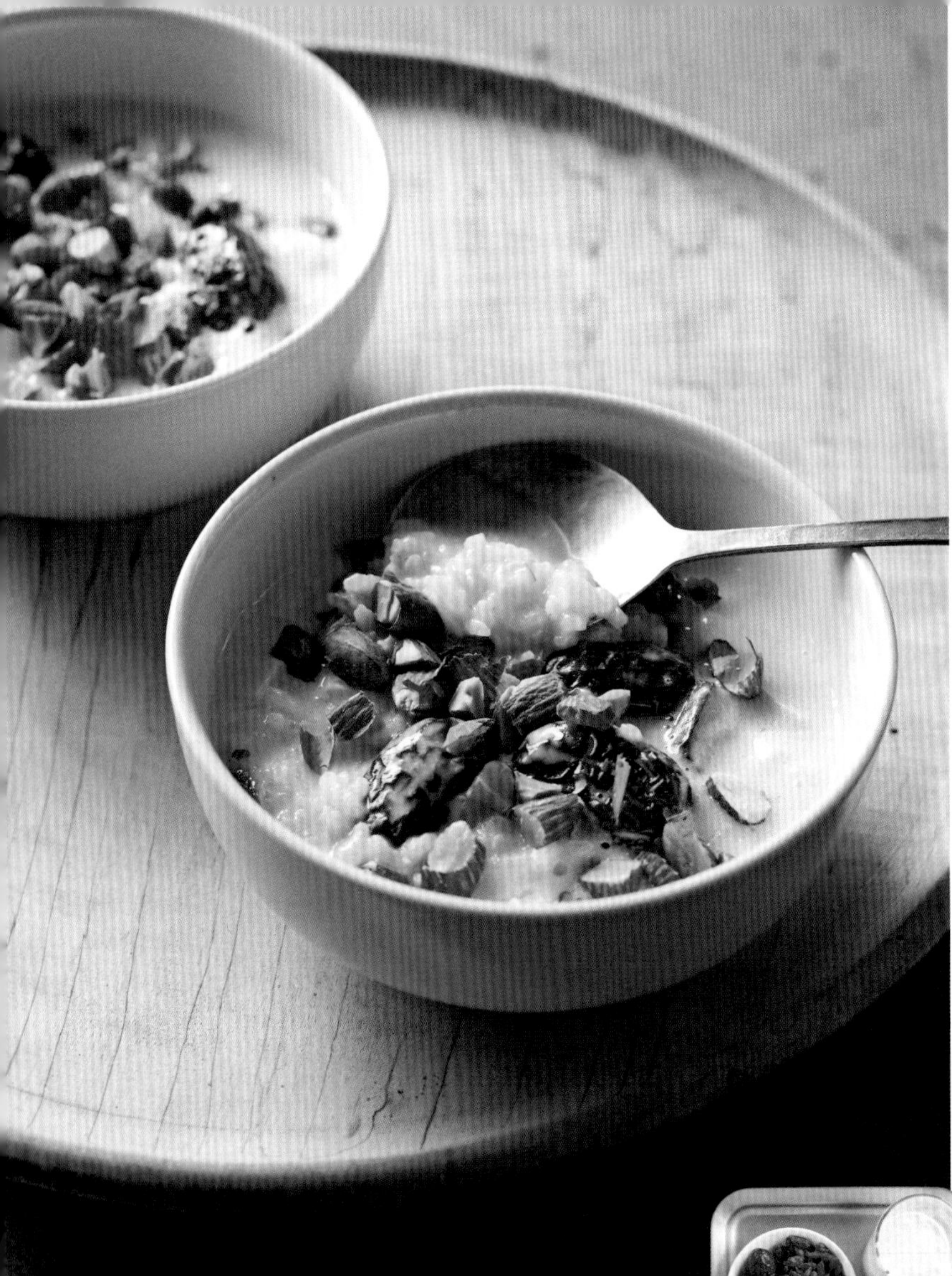

マグネシウム強化

# クコの実とエリンギのナッツがゆ

マグネシウムを強化することで血流がよくなります。ナッツやクコの実は食感も楽しめるのでおすすめです。

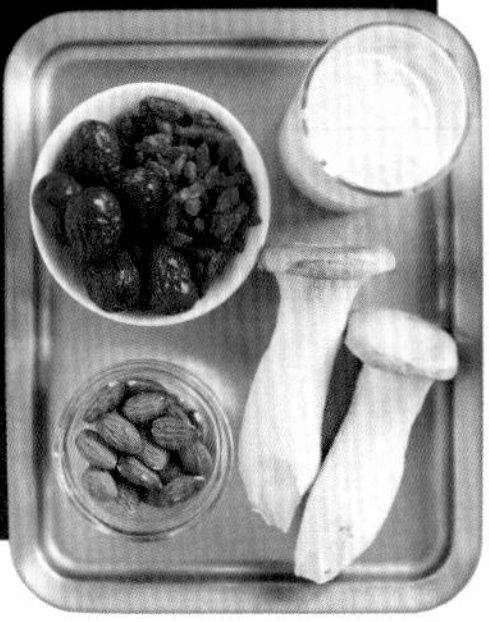

［栄養memo］
アーモンドやアーモンドミルクにはマグネシウムやビタミンEが豊富。不足しがちな栄養素の補給に。

［材料］3～4人分

白米 … 1/2合
発芽玄米 … 1/2合
エリンギ … 2本
アーモンド … 30g
水 … 5カップ
A クコの実 … 大さじ2
｜ なつめ … 8個
B アーモンドミルク … 1カップ
｜ 塩 … 小さじ1

［作り方］

1 白米と発芽玄米は合わせて洗い、水に30分ほどつけてザルに上げる。

2 エリンギは2㎝角に切り、アーモンドは粗みじん切りにする。

3 鍋に分量の水、エリンギを入れて火にかけ、沸騰したら1、Aを加える。再び沸騰したら少しずらして蓋をし、弱火にしてときどき木ベラで鍋底から混ぜながら20分ほど煮てBを加え、ひと煮する。器に盛り、アーモンドを散らす。

ビタミンD強化

# 鮭としいたけ、梅干しのおかゆ

ビタミンDを強化して骨の健康の維持と免疫力をアップ！　ビタミンDの多い鮭と梅干しで定番のおいしさを味わって。

［材料］3～4人分

白米…1/3合
もち麦…1/4合
生鮭（切り身）…2切れ
塩…少々
生しいたけ…4枚
酒…大さじ2
梅干し（塩分12%のもの）
…1粒
水…6カップ
しょうゆ…小さじ1

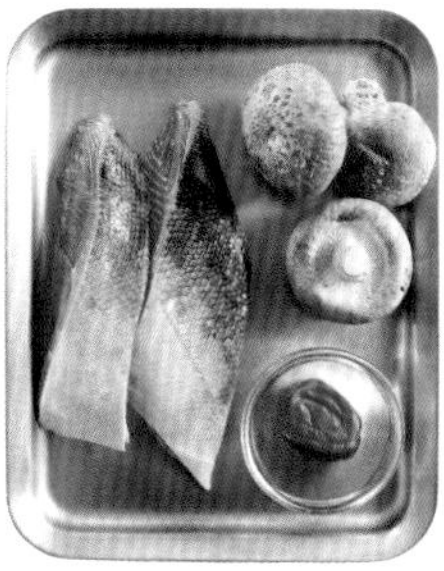

［作り方］

1 白米ともち麦は合わせて洗い、水に30分ほどつけてザルに上げる。

2 鮭に塩をふり、10分ほどおく。ペーパータオルで水けを拭き取り、ひと口大に切る。しいたけは軸を切り落とし、薄切りにする。

3 鍋に鮭、酒、種を取り除いた梅干しをちぎって入れる。弱火にかけ、蓋をして3分ほど蒸し、鮭を取り出す。

4 3の鍋に分量の水を加えて強火にし、沸騰したらしいたけ、1を加える。再び沸騰したら少しずらして蓋をし、弱火にしてときどき木ベラで鍋底から混ぜながら20分ほど煮る。鮭を戻し入れ、さらに5分ほど煮てしょうゆを加え、ひと混ぜする。

［栄養memo］
鮭にはビタミンD、良質なたんぱく質、脂質が豊富。梅干しには疲労回復効果のあるクエン酸が豊富。

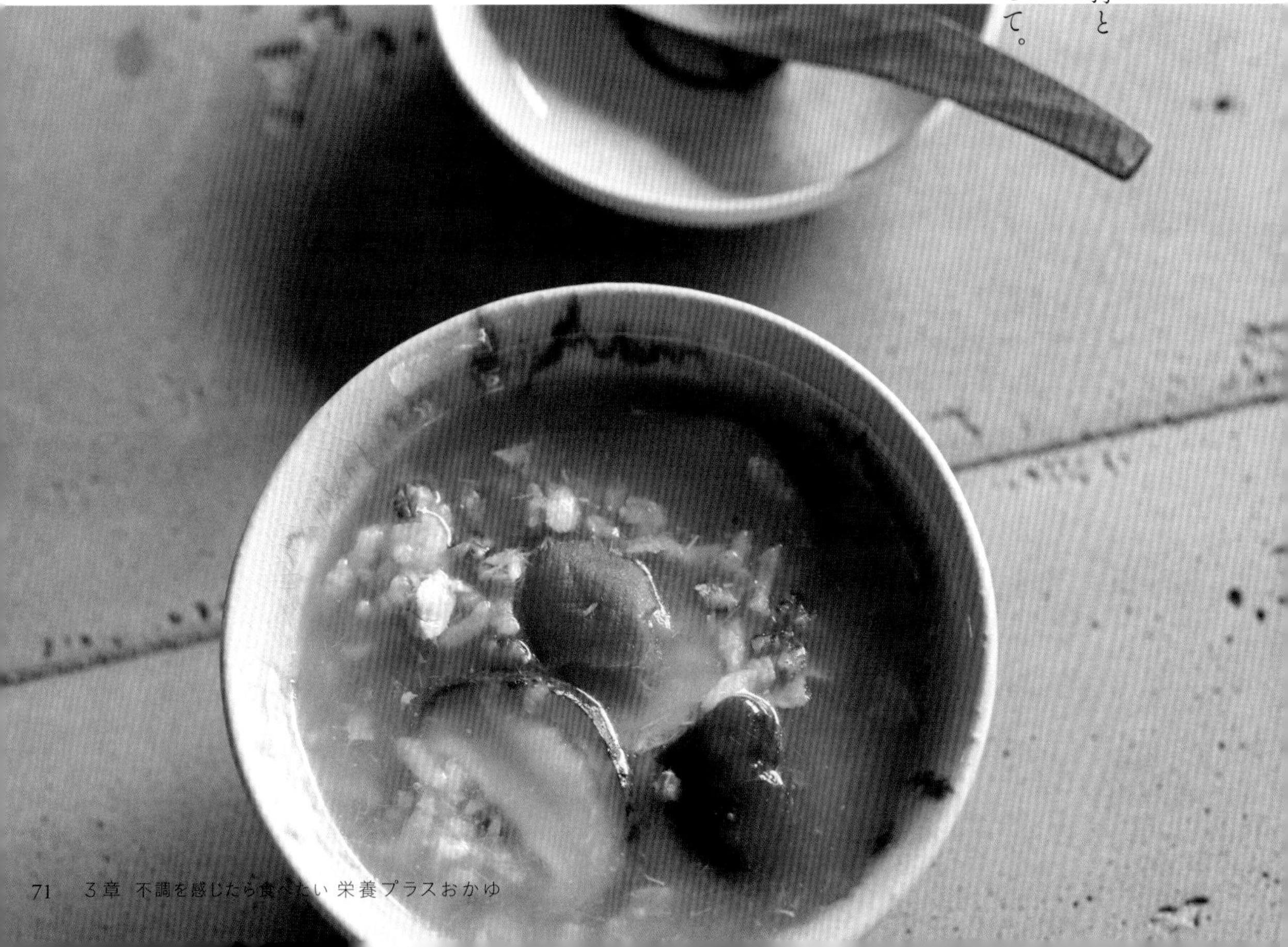

# 一緒に食べたい たんぱく質のおとも

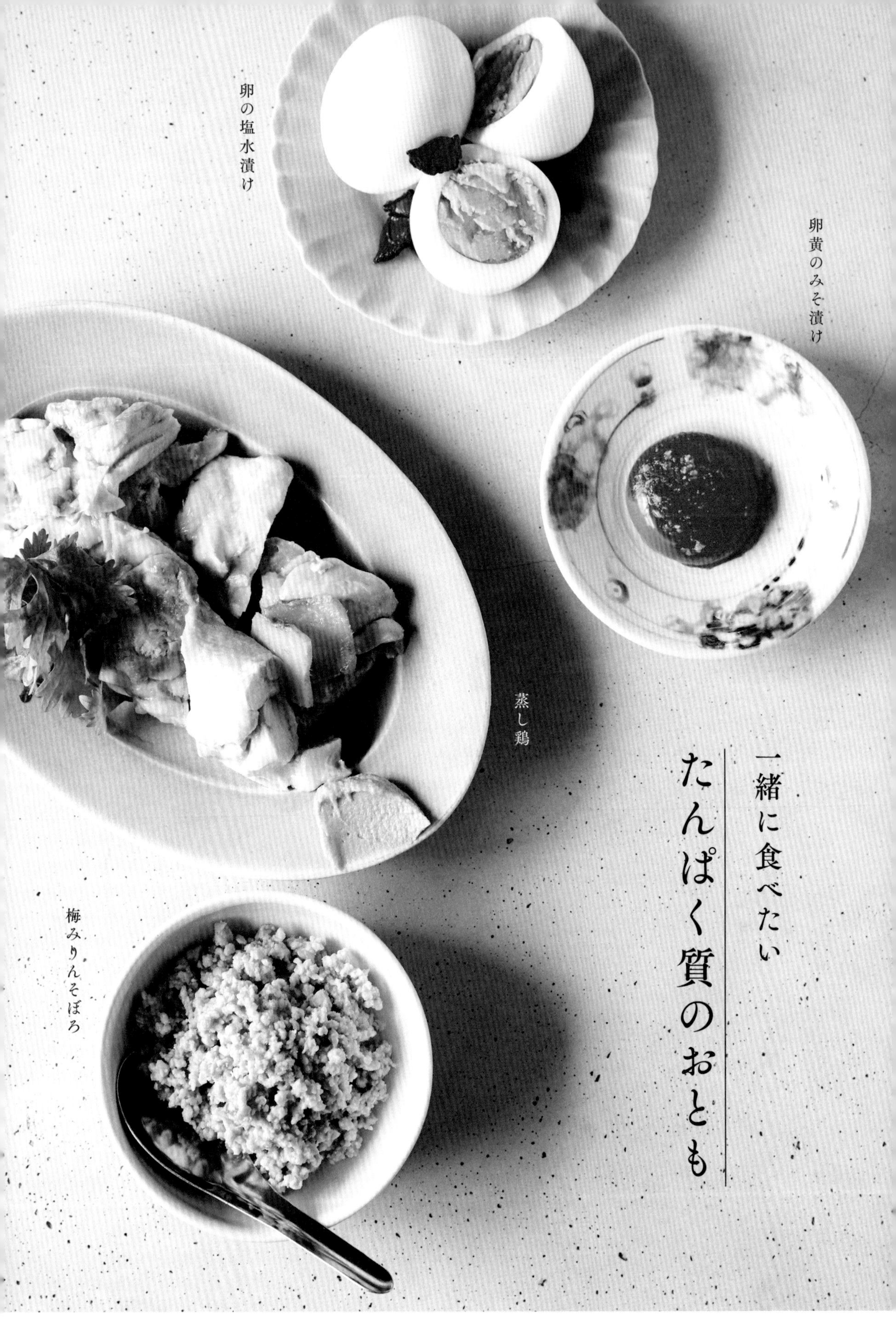
卵黄のみそ漬け
卵の塩水漬け
蒸し鶏
梅みりんそぼろ

## 卵の塩水漬け

クセがなく、どんなおかゆにも
合わせやすいおともです。

[ 材料 ] 作りやすい分量

卵 … 6個
酢 … 適量
A 八角 … 1個
　水 … 2カップ
　塩 … 大さじ4
　（水に対して13～15%）

[ 作り方 ]

1. 鍋に卵がかぶるくらいの水を入れて火にかけ、沸騰したら酢、卵を静かに入れて7分ほどゆでる。冷水にとり、殻をむく。
2. ボウルにAを入れてよく混ぜる。
3. 保存容器（または保存袋）に2、1をあたたかいうちに入れる。粗熱を取り、冷蔵庫で8時間ほど漬ける（約5日冷蔵保存可能）。

## 卵黄のみそ漬け

濃厚でねっとりした
卵黄の食感も楽しんで。

[ 材料 ] 作りやすい分量

卵黄 … 6個分
みそ … 100g

[ 作り方 ]

1. バットなどにみそを薄く敷き詰め、くぼみを6個作る。あればその上にガーゼをのせる。
2. くぼみに卵黄を1個ずつのせ、ふんわりとラップをして冷蔵庫で30～40分漬ける（約4日冷蔵保存可能）。

## 蒸し鶏

やさしい味であっさりした
おかゆによく合います。

[ 材料 ] 作りやすい分量

鶏もも肉 … 2枚（400g）
A しょうがの薄切り（皮つき）
　… 2枚
　オリーブ油 … 大さじ1
　塩 … 小さじ1
B 酒・水 … 各大さじ2
香菜《シャンツァイ》（葉先をちぎる）… 1/2束
練りがらし … 適量

[ 作り方 ]

1. 鶏肉は余分な脂を取り除き、厚さを均一にして縦に切り込みを入れる。合わせたAをからめる。
2. フライパンに1、Bを入れて蓋をして火にかけ、蒸気が上がったら弱火にし、6分ほど蒸し煮にする。火を止め、そのまま10分ほどおいて蒸らす。
3. 鶏肉を食べやすい大きさに切る。器に盛り、香菜、練りがらしを添える（2～3日冷蔵保存可能）。

## 梅みりんそぼろ

梅でさっぱりと。
おかゆにかけてもおいしいです。

[ 材料 ] 作りやすい分量

鶏ひき肉 … 200g
梅干し（塩分12%のもの）
　… 1粒
水 … 大さじ2
みりん … 大さじ1
みそ … 小さじ2

[ 作り方 ]

1. 梅干しは種を取り除き、包丁で叩いてペースト状にする。
2. 鍋にすべての材料を入れてよく混ぜ、弱めの中火にかける。
3. 数本の菜箸で混ぜながら水分が飛んでほろほろになるまで10分ほど炒る（約4日冷蔵保存可能）。

## 鮭の酒蒸し

あっさりしたおかゆと
鮭の塩味がベストマッチ。

［材料］作りやすい分量

生鮭（切り身）… 2切れ
塩 … 少々
長ねぎ（青い部分）… 1/2本分
A 酒 … 大さじ2
　しょうゆ … 小さじ2
　塩 … 小さじ1/2

［作り方］

① 鮭に塩をふって10分ほどおく。ペーパータオルで水けを拭き取り、ひと口大に切る。

② 長ねぎは包丁で叩いてつぶす。

③ 耐熱容器に①を入れてAをかけ、②をのせる。ふんわりとラップをし電子レンジで3分加熱する。

## 豆腐の粕漬け

酒粕に漬けるだけで
チーズのような濃厚な味に。

［材料］作りやすい分量

木綿豆腐 … 1丁（300g）
A 酒粕 … 200g
　砂糖 … 30g
　酒 … 大さじ2
　塩 … 小さじ2

［作り方］

① 豆腐はペーパータオルで軽く水けを拭き取り、厚さを半分に切る。

② Aはよく混ぜ合わせる。
※酒粕がかたい場合、酒を多めにして酒粕にかけ、15分ほどおいてハンドプロセッサーにかける（またはすり鉢ですりつぶす）。

③ 保存容器に②の半量を敷いて豆腐を並べ入れ、残りの②を広げてのせてラップをする。冷蔵庫でひと晩漬ける（5～6日冷蔵保存可能）。

## 桜えびと塩もみ大根のごま油和え

爽やかな桜えびと大根に
ごま油の香りが引き立ちます。

［材料］作りやすい分量

大根 … 正味100g
塩 … 小さじ1/6（大根の1%）
A ごま油 … 大さじ1
　桜えび … 小さじ2
　白煎りごま … 小さじ1

［作り方］

① 大根はごく細いせん切りにする。

② 大きいボウルに①を入れ、塩をまんべんなくふり、さっと大きく混ぜる。そのまま10分ほどおいて出てきた水分を絞る。

③ 別のボウルに②、Aを入れて和える（約3日冷蔵保存可能）。

## ピリ辛じゃこ

甘辛いじゃこがやみつきに。
おかゆにぴったりのおともです。

［材料］作りやすい分量

ちりめんじゃこ … 60g
赤唐辛子 … 1本
A 水あめ … 大さじ2
　（またはアガベシロップ小さじ1）
　しょうゆ … 小さじ2
白煎りごま … 大さじ1
青じそ（粗みじん切り）… 10枚分

［作り方］

① 赤唐辛子は種を取り除いて小口切りにする。

② フライパンにちりめんじゃこを入れて弱めの中火でカリッとするまで2分ほど炒め、バットに取り出す。

③ ②のフライパンにAを入れて火にかけ、沸騰したらちりめんじゃこを戻し入れる。、赤唐辛子、白煎りごまを加えて混ぜ、青じそを加えてさっくりと混ぜる（約10日冷蔵保存可能）。

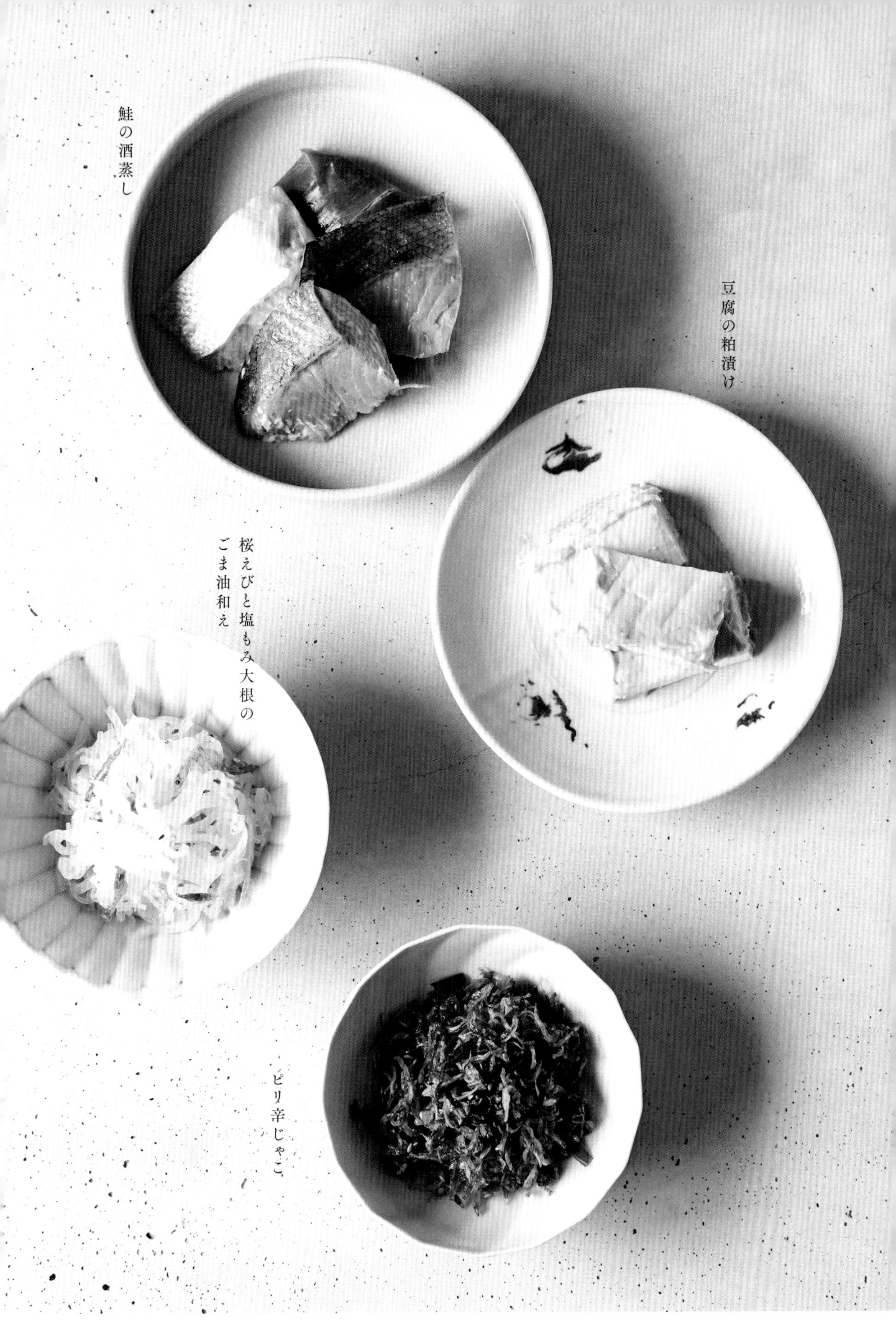
鮭の酒蒸し
豆腐の粕漬け
桜えびと塩もみ大根の
ごま油和え
ピリ辛じゃこ

### おかゆにちょい足し③

# からだによい調味料

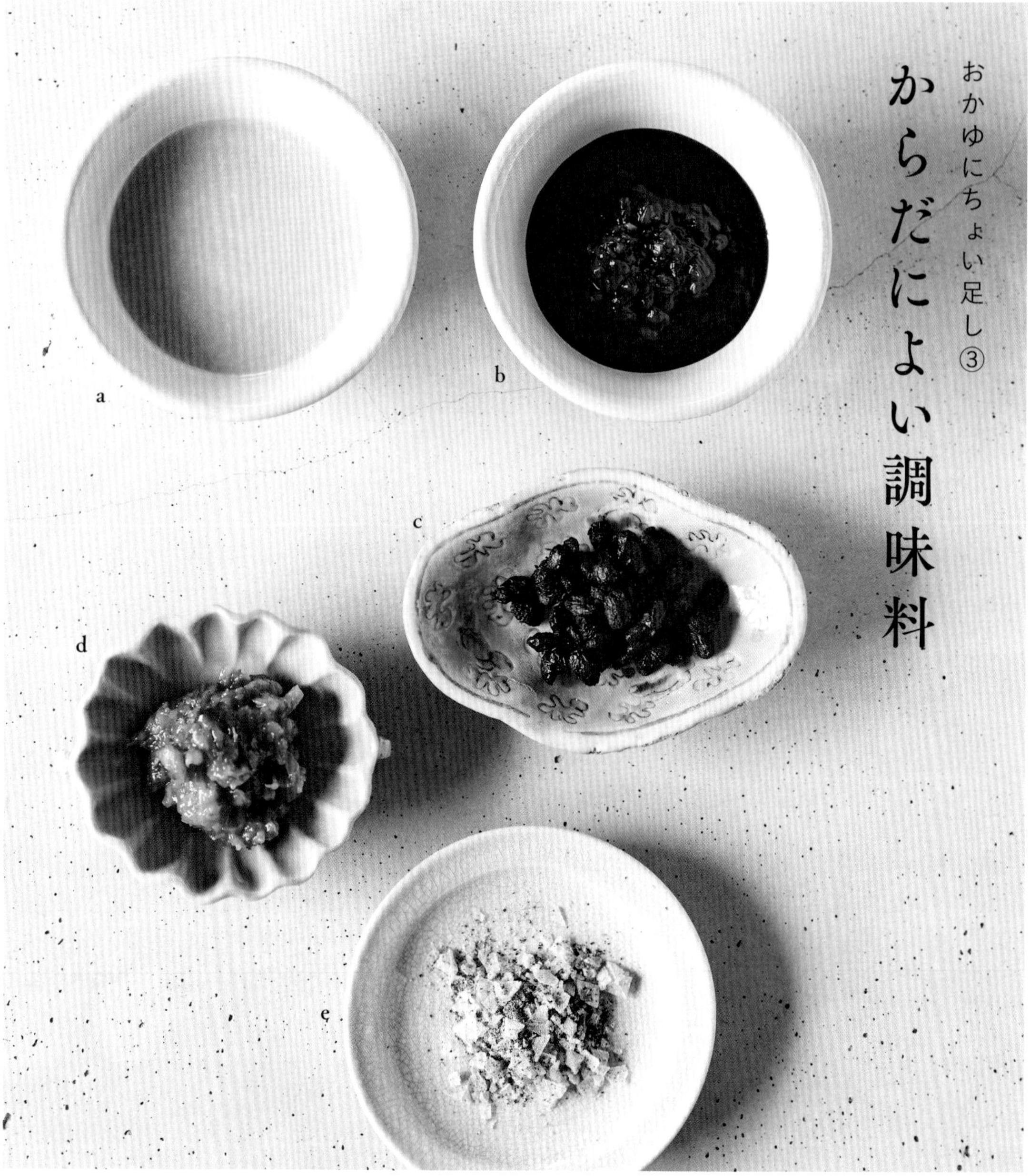


### a 塩麹

米麹と塩と水を熟成させた発酵調味料。肉や魚を漬けることでうまみが増してやわらかくしっとりと仕上がる。

### b しょうゆ麹

米麹としょうゆを熟成させた発酵調味料。グルタミン酸を多く含み、まろやかで、うまみと甘みが強いのが特徴。

### c 豆《トウ》豉《チ》

黒豆に塩や麹、酵母などを加えて発酵させて作る中華調味料。うまみや香り、塩味があり、炒め物や蒸し料理に使われる。

### d 金山寺みそ

大豆に麦麹、瓜、なす、しょうがなどの野菜を加えたみそ。調味料というよりは副菜や酒の肴としてそのまま食べる。

### e 岩塩・こしょう

岩塩は海水が結晶化した塩のことでうまみが強く、肉などにつけてそのまま使うことが多い。こしょうは香辛料の一種。消化や血行促進の効果がある。

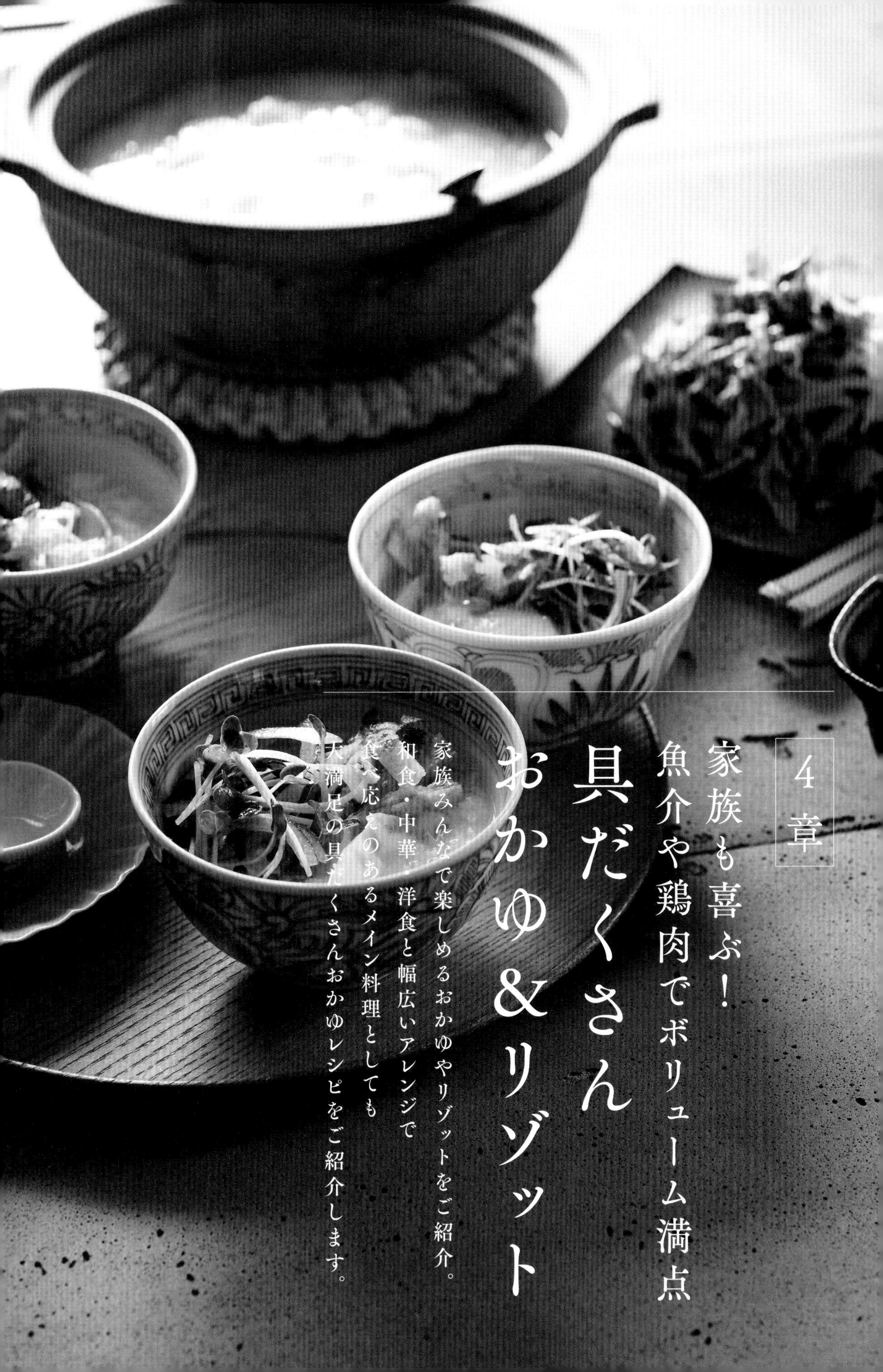

4章

# 家族も喜ぶ！
# 魚介や鶏肉でボリューム満点
# 具だくさん
# おかゆ＆リゾット

家族みんなで楽しめるおかゆやリゾットをご紹介。
和食・中華・洋食と幅広いアレンジで
食べ応えのあるメイン料理としても
大満足の具だくさんおかゆレシピをご紹介します。

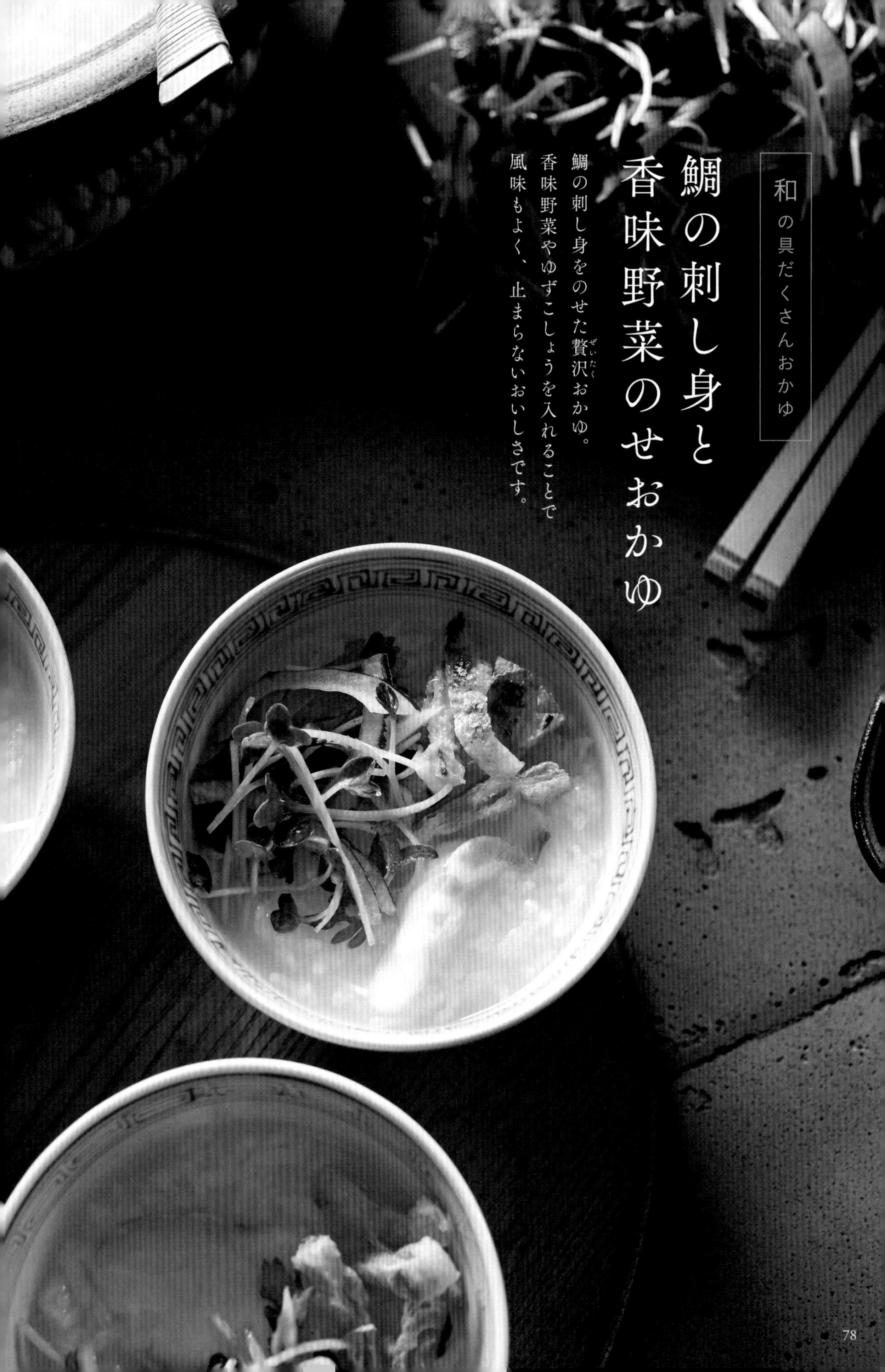

和の具だくさんおかゆ

# 鯛の刺し身と香味野菜のせおかゆ

鯛の刺し身をのせた贅沢《ぜいたく》おかゆ。
香味野菜やゆずこしょうを入れることで
風味もよく、止まらないおいしさです。

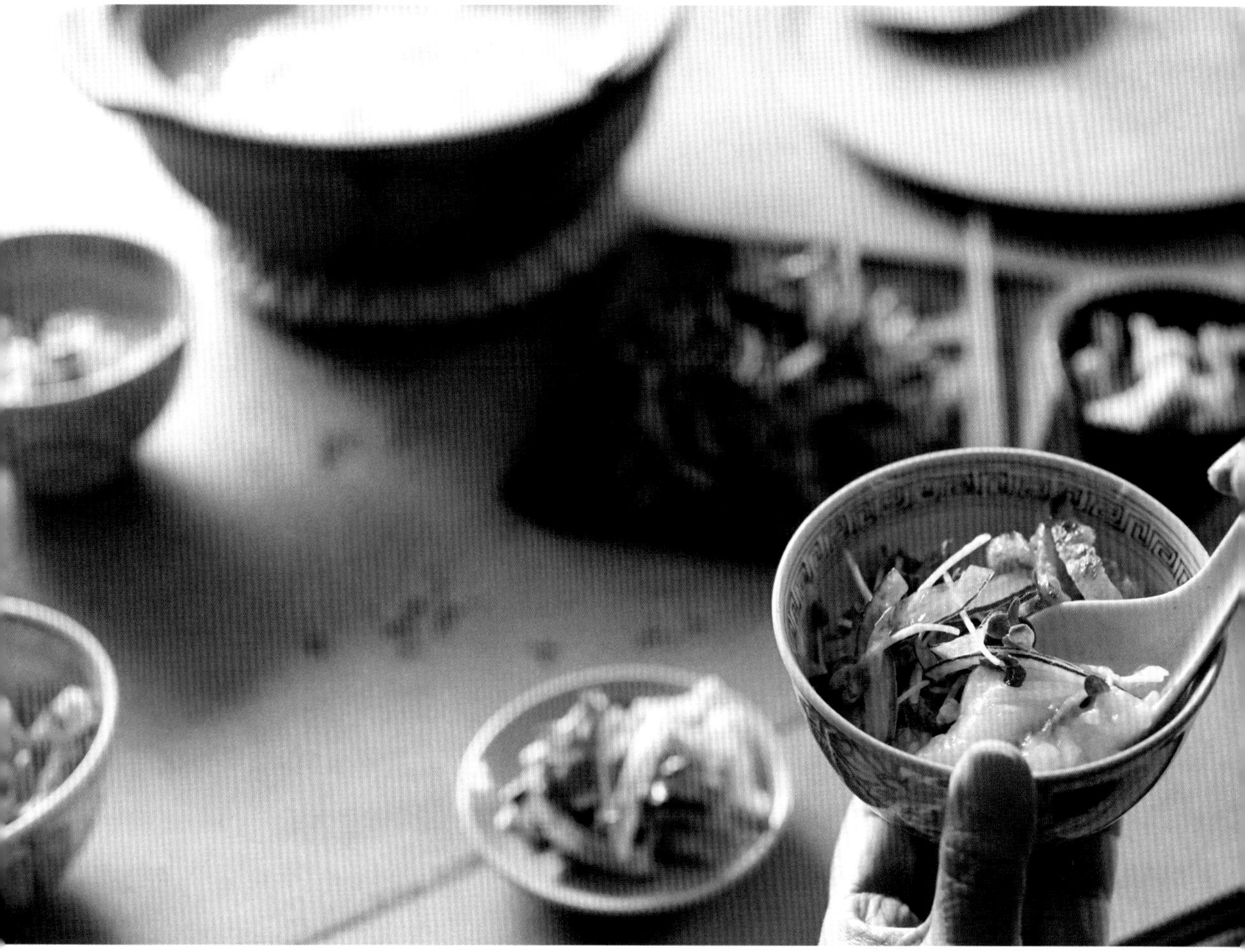

［材料］3～4人分

白米 … 1合
水 … 6カップ
塩 … 小さじ1/4
鯛の刺し身 … 80g
油揚げ … 1/2枚
香菜《シャンツァイ》 … 3株
貝割れ菜 … 1/2パック
紫玉ねぎ … 1/4個
青じそ … 10枚
しょうが … 1/2かけ
A オリーブ油 … 大さじ1
　ゆずこしょう … 小さじ1/2
しょうゆ … 小さじ1/2

［作り方］

1 白米がゆ（P.16）の作り方❶～❸と同様におかゆを作る。

2 油揚げは短冊切りにしてフライパンで5～6分から炒りする。

3 香菜は葉先をちぎる。貝割れ菜は根元を切り落とし、長さを半分に切る。紫玉ねぎは薄切りにする。青じそはちぎり、しょうがはせん切りにする。

4 ボウルにAを入れて混ぜ、しょうゆ、3を加えてさっと和える。

5 1を器に盛る。鯛の刺し身、2、4をそれぞれ器に盛り、各自白米がゆの上にのせていただく。

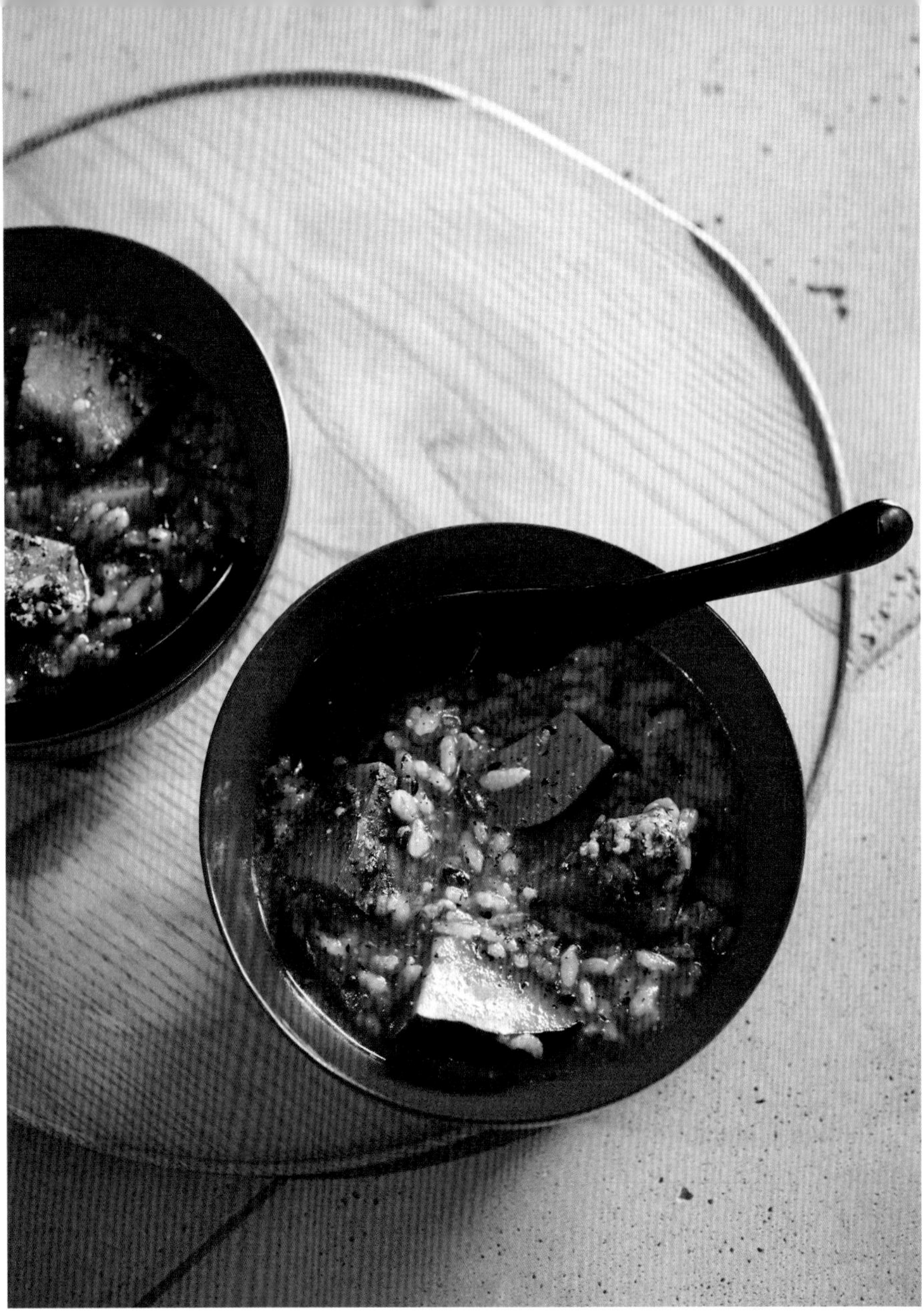

# 豚ひき肉とかぼちゃのすりごまがゆ

かぼちゃがゴロッと入ってボリューム満点。
豚ひき肉と黒すりごまで濃厚な味わいです。

［材料］3〜4人分

白米 … 2/3合
雑穀米 … 大さじ3
豚ひき肉 … 150g
塩・こしょう … 各少々
かぼちゃ … 250g
にんにく（すりおろし）… 1/2かけ分
水 … 6カップ
A 黒すりごま … 大さじ2
　オイスターソース … 小さじ2
　しょうゆ … 小さじ1
ごま油 … 適量

［作り方］

1. 雑穀米は茶こしに入れ、水を張ったボウルでふり洗いする。白米も洗い、雑穀米と合わせて水に30分ほどつける。ザルに上げ、ごま油大さじ1/2をかけてスプーンなどで混ぜる。
2. ひき肉に塩・こしょうをふる。かぼちゃは1.5㎝角に切る。
3. 鍋にごま油大さじ1/2を熱し、ひき肉、にんにくを入れて炒め、1を加えて肉の色が変わるまで炒める。
4. 分量の水を加え、沸騰したらかぼちゃを加える。少しずらして蓋をし、弱火〜弱めの中火にしてときどき木ベラで鍋底から混ぜながら20分ほど煮る。Aを加えて軽く混ぜる。

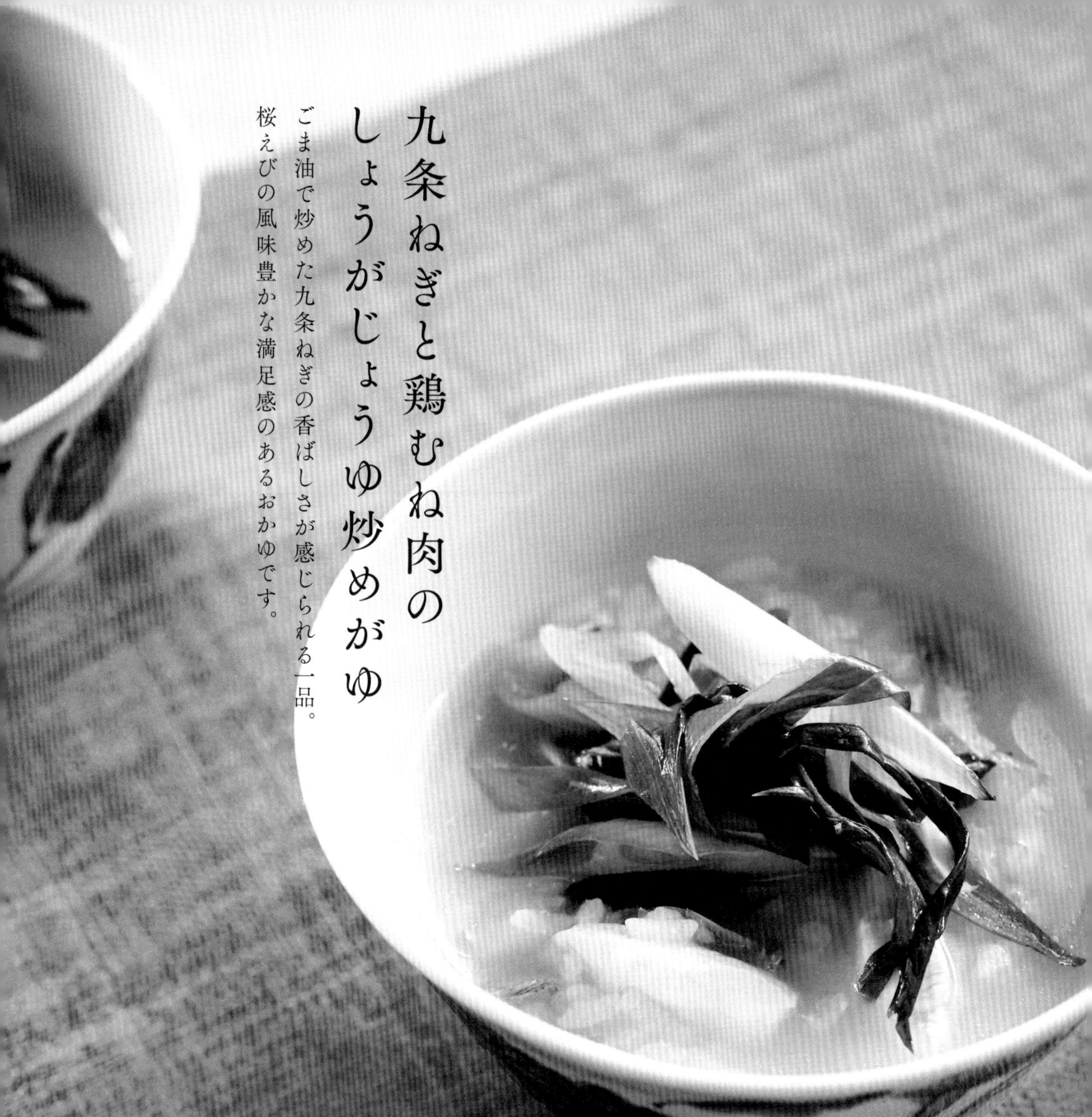

# 九条ねぎと鶏むね肉のしょうがじょうゆ炒めがゆ

ごま油で炒めた九条ねぎの香ばしさが感じられる一品。
桜えびの風味豊かな満足感のあるおかゆです。

［材料］3～4人分

白米 … 1/3合
発芽玄米 … 2/3合
九条ねぎ … 3本
しょうが … 1かけ
鶏むね肉 … 1/2枚（125g）
塩・こしょう … 各少々
しょうゆ … 小さじ1
A 水 … 6カップ
｜桜えび … 大さじ2
塩 … 小さじ1
ごま油 … 小さじ2

［作り方］

1. 白米と発芽玄米は合わせて洗い、水に30分ほどつけてザルに上げる。
2. 九条ねぎは斜め薄切り、しょうがはせん切りにする。鶏肉は細切りにして塩・こしょうをふる。
3. 鍋にごま油を熱し、九条ねぎを入れて1分ほど炒める。しょうゆを回しからめて取り出す。
4. 3の鍋に鶏肉、Aを入れて沸騰したら1、しょうがを加える。再び沸騰したら少しずらして蓋をし、弱火にしてときどき木べラで鍋底から混ぜながら20分ほど煮る。塩を加えて軽く混ぜる。器に盛り、九条ねぎをのせる。

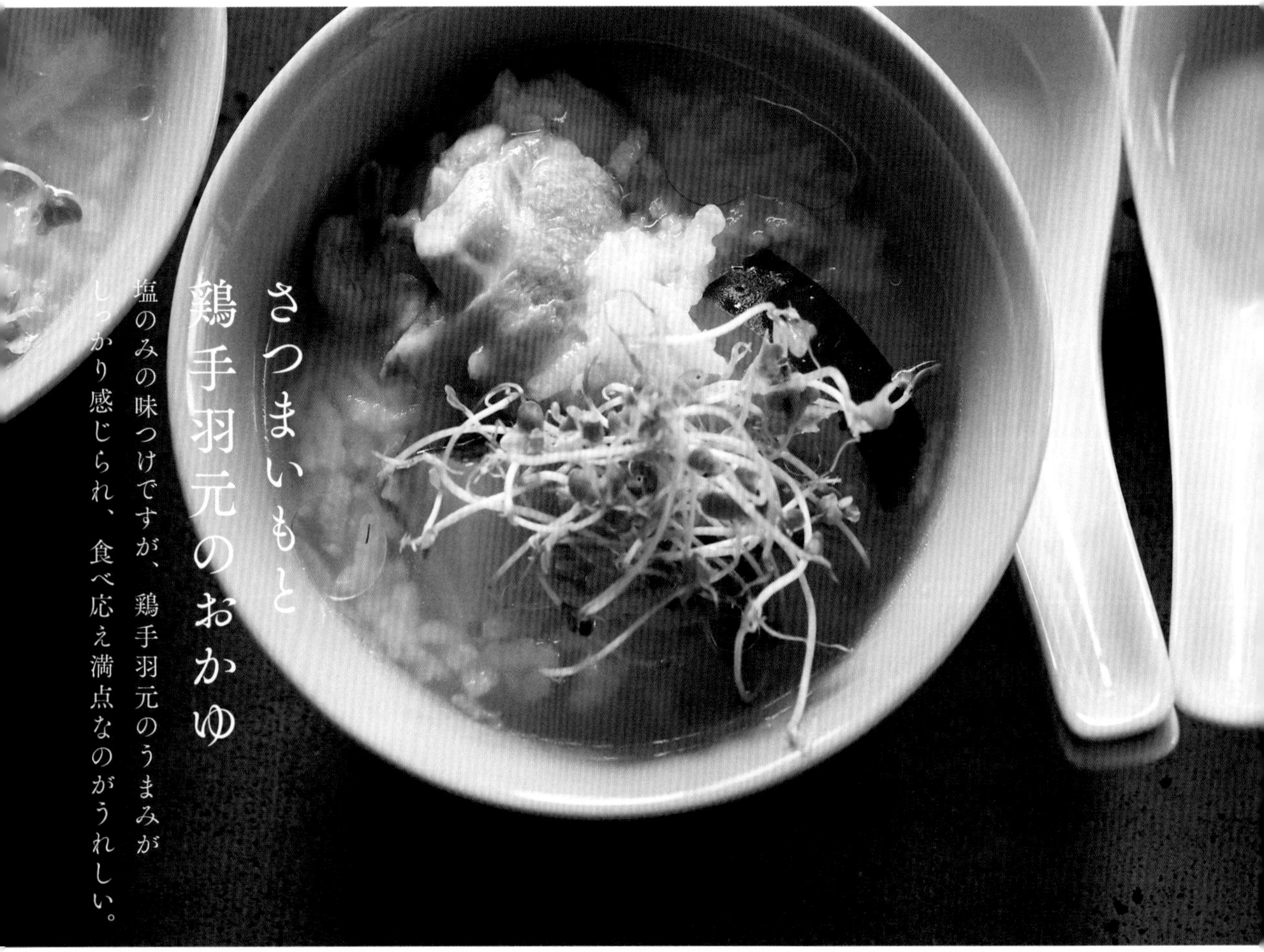

# さつまいもと鶏手羽元のおかゆ

塩のみの味つけですが、鶏手羽元のうまみがしっかり感じられ、食べ応え満点なのがうれしい。

［材料］3〜4人分

白米 … 1合
さつまいも … 小1本
長ねぎ（青い部分）… 1本分
鶏手羽元 … 6本
塩・こしょう … 各少々
しょうがの薄切り … 4枚
水 … 6カップ
塩 … 小さじ1
オリーブ油 … 小さじ2
ごま油 … 大さじ1
ブロッコリースプラウト … 適量

［作り方］

1　白米は洗い、水に30分ほどつけてザルに上げる。

2　さつまいもは1cm厚さのいちょう切りにして水に5分ほどさらす。長ねぎはつぶし、ブロッコリースプラウトは根本を切り落とす。

3　手羽元は骨に沿って切り込みを入れて塩・こしょうをふる。

4　鍋にオリーブ油を熱し、3を皮目から入れて3分ほど転がしながら焼きつける。しょうが、分量の水を加えて沸騰したらアクを取り除く。

5　1を加え、再び沸騰したら少しずらして蓋をし、弱火〜弱めの中火にしてときどき木ベラで鍋底から混ぜながら10分ほど煮る。さつまいも、塩を加え、さらに10分ほど煮て器に盛る。

6　小さめのフライパンにごま油、長ねぎを入れて弱火で5〜6分炒め、ごま油に長ねぎの香りを移す。長ねぎを取り出し、5にごま油を適量かけてブロッコリースプラウトをのせる。

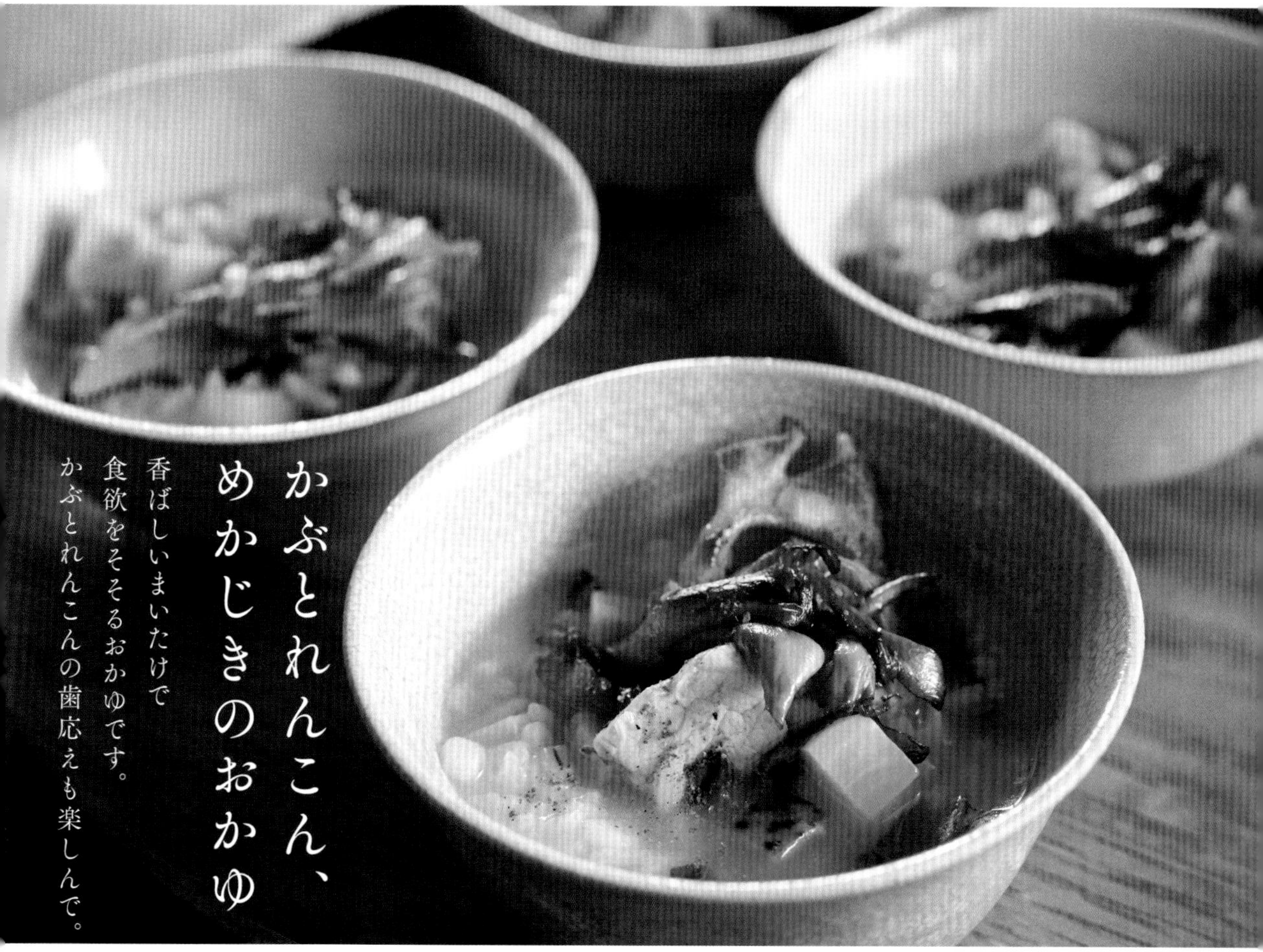

# かぶとれんこん、めかじきのおかゆ

香ばしいまいたけで食欲をそそるおかゆです。
かぶとれんこんの歯応えも楽しんで。

［ 材料 ］3～4人分

白米 … 2/3合
押し麦 … 大さじ3
かぶ（葉つき）… 2個
れんこん … 1節
まいたけ … 100g
めかじき（切り身）… 2切れ
塩 … 適量
水 … 6カップ
しょうゆ … 小さじ1
オリーブ油 … 適量
粉山椒 … 適量

［ 作り方 ］

1 白米と押し麦は合わせて洗い、水に30分ほどつけてザルに上げる。

2 かぶは葉を切り落として1cm角に切り、葉はざく切りにする。れんこんは1cm角に切り、水に5分ほどさらす。まいたけは小房に分ける。

3 めかじきは塩少々をふり、10分ほどおく。ペーパータオルで水けを拭き取り、2cm角に切る。

4 鍋にオリーブ油小さじ2を熱し、かぶ、れんこんを入れてかぶが透き通るまで炒める。1を加えてさっと炒め、分量の水を加える。

5 沸騰したら3を加え、再び沸騰したら少しずらして蓋をし、弱火～弱めの中火にしてときどき木ベラで鍋底から混ぜながら20分ほど煮る。かぶの葉を加え、5分ほど煮て器に盛る。

6 フライパンにオリーブ油大さじ1を熱し、まいたけを入れて塩少々をふり、木ベラで押さえて両面焼きつける。しんなりしたらしょうゆを回しかける。5にのせて粉山椒をふる。

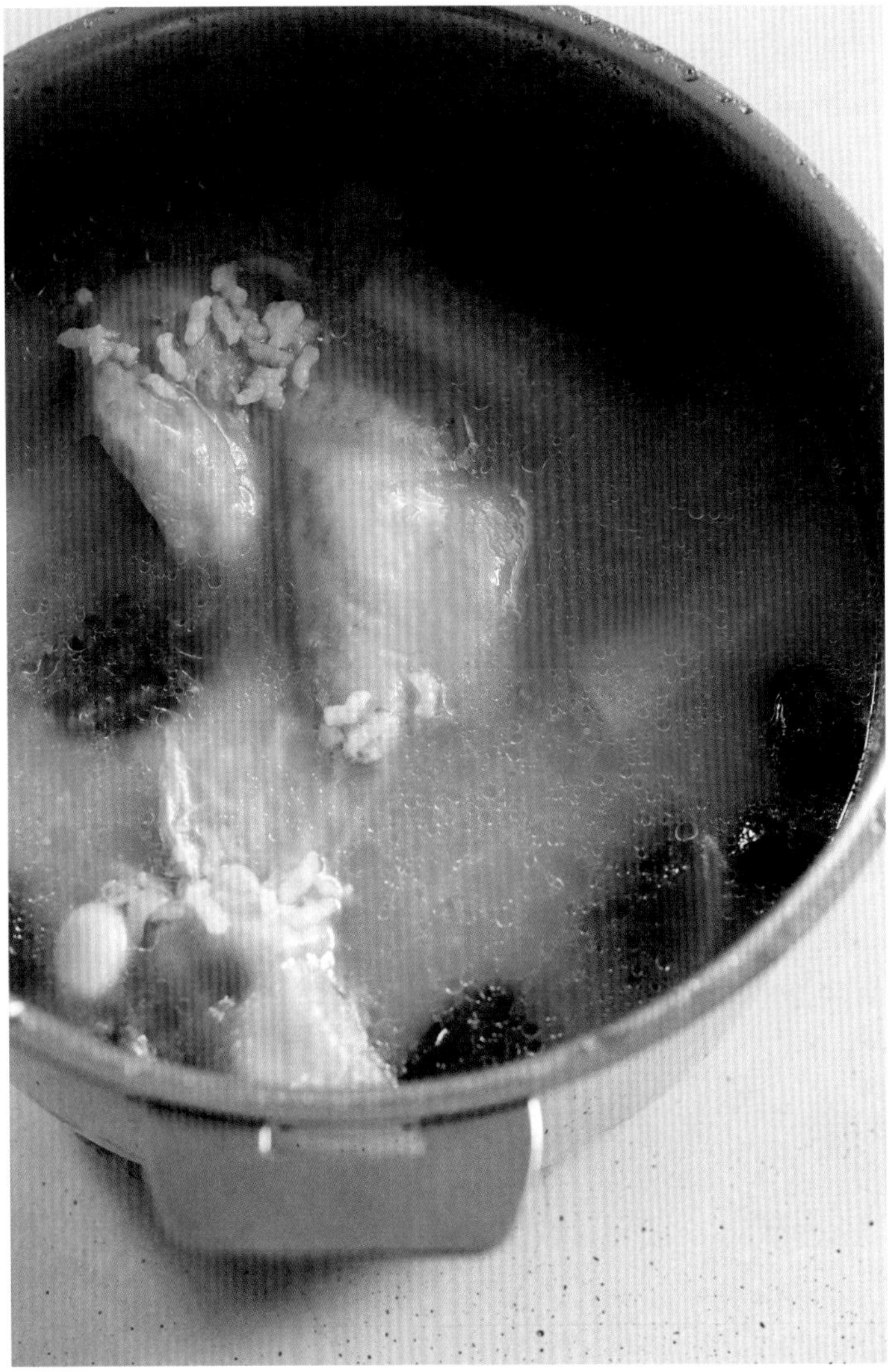

中華・エスニックの具だくさんおかゆ

# 骨つき肉のサムゲタン風おかゆ

骨つき鶏もも肉をじっくり煮込むことで
肉がほろほろとやわらかく仕上がり、
濃厚な鶏だしがおいしい
本格的な仕上がりです。

［材料］3～4人分

白米 … 1/2合
鶏もも肉（骨つき）… 1本（250～300g）
塩 … 小さじ1/2
長ねぎ … 1本
干ししいたけ … 4枚
A ぎんなん … 12個
　なつめ … 6個
　にんにく … 4かけ
　水 … 4カップ
　酒 … 大さじ2
塩・こしょう … 各適宜

［作り方］

① 白米は洗い、水に30分ほどつけてザルに上げる。

② 鶏肉に塩をふってまんべんなくすり込む。

③ 長ねぎは3㎝長さに切る。干ししいたけは水で戻して軸を取り除く。

④ 鍋に②、③、Aを入れて蓋をし、火にかける。沸騰したらアクを取り除いて弱火にし、少しずらして蓋をし、20分ほど煮込む。

⑤ ①を加え、ときどき木ベラで鍋底から混ぜながらさらに20分ほど煮る。火を止め、鶏肉をほぐして器に盛り、好みで塩、こしょうをふっていただく。

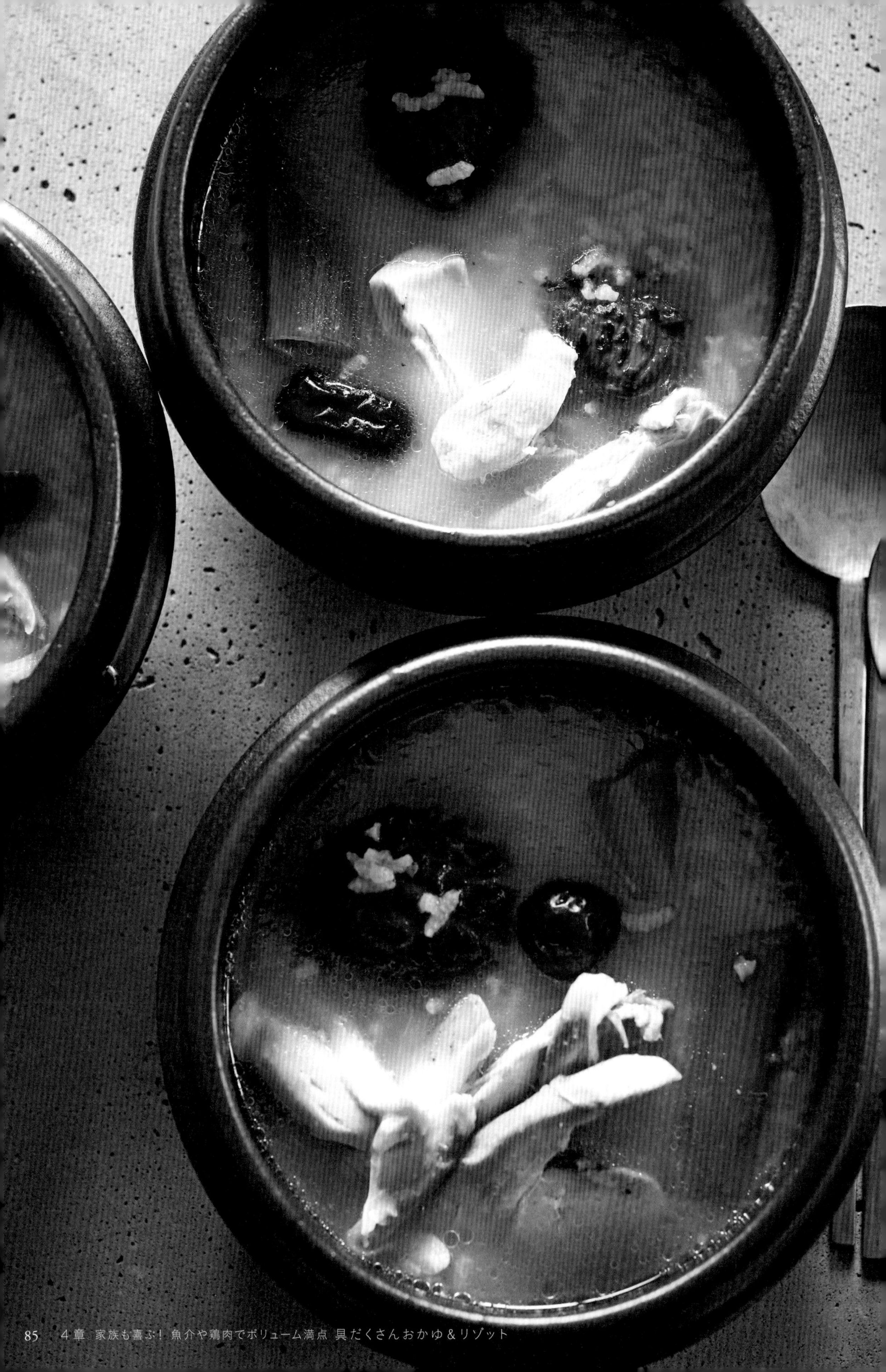

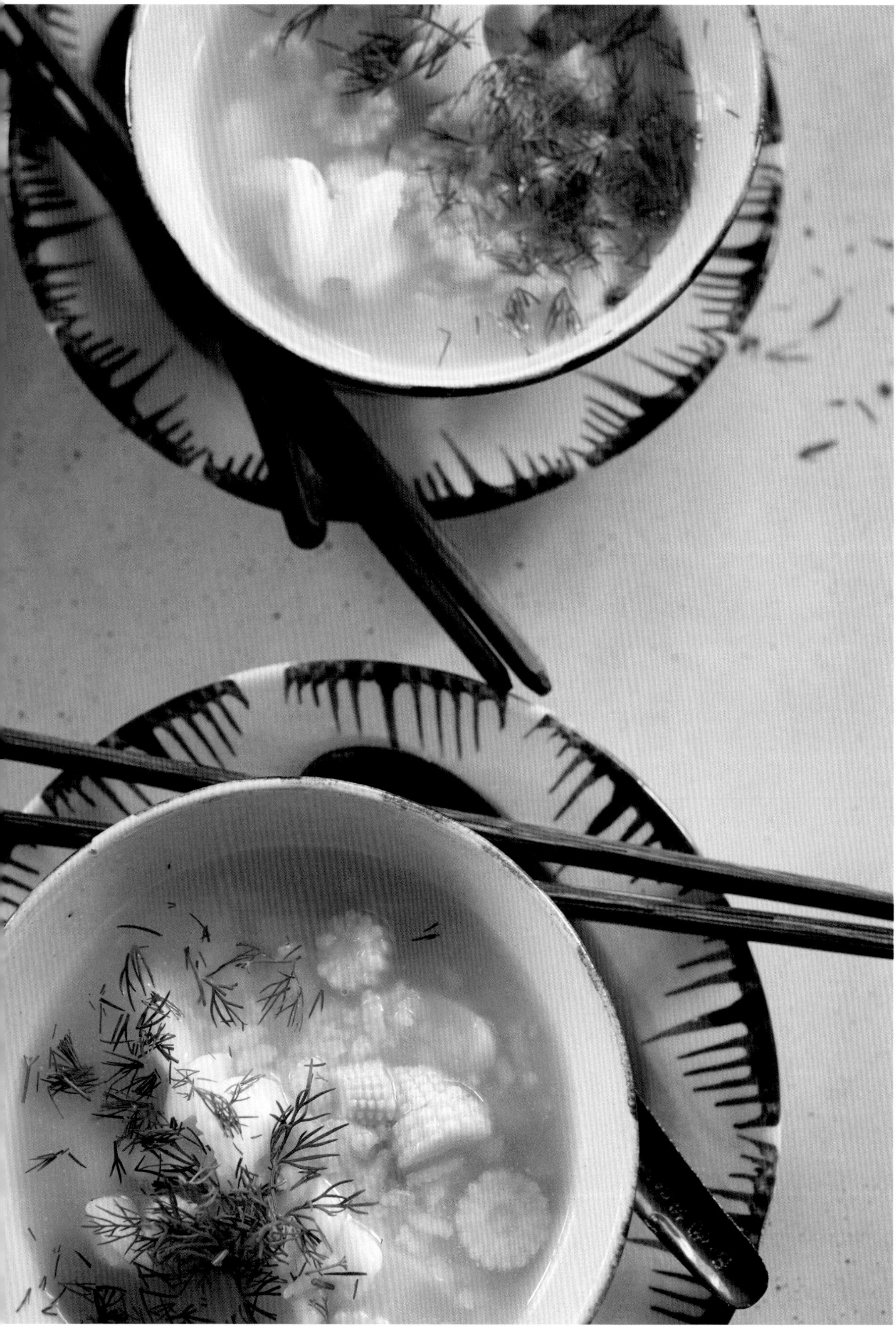

# いかとヤングコーンのおかゆ

いかの弾力とヤングコーンの食感と甘みがたまらないおいしさ。ナンプラーで塩味とエスニックの風味をプラスして。

［材料］3〜4人分

白米 … 2/3合
発芽玄米 … 1/3合
いか（刺し身用／または冷凍いか）… 200g
A ごま油 … 小さじ1
│塩・こしょう … 各少々
ヤングコーン … 6本
水 … 6カップ
B ナンプラー（または薄口しょうゆ）… 小さじ2
│塩 … 小さじ1
ディル … 1/3パック

［作り方］

1 白米と発芽玄米は合わせて洗い、水に30分ほどつけてザルに上げる。

2 いかは裏側に鹿の子状に切り込みを入れてそぎ切りにし、Aをからめて下味をつける。ヤングコーンは1㎝幅の小口切り、ディルはざく切りにする。

3 鍋に分量の水を入れて強火にかけ、沸騰したら1を加える。再び沸騰したら少しずらして蓋をし、弱火〜弱めの中火にしてときどき木ベラで鍋底から混ぜながら20分ほど煮る。

4 いか、ヤングコーン、Bを加えてさらに10分ほど煮る。器に盛り、ディルを散らす。

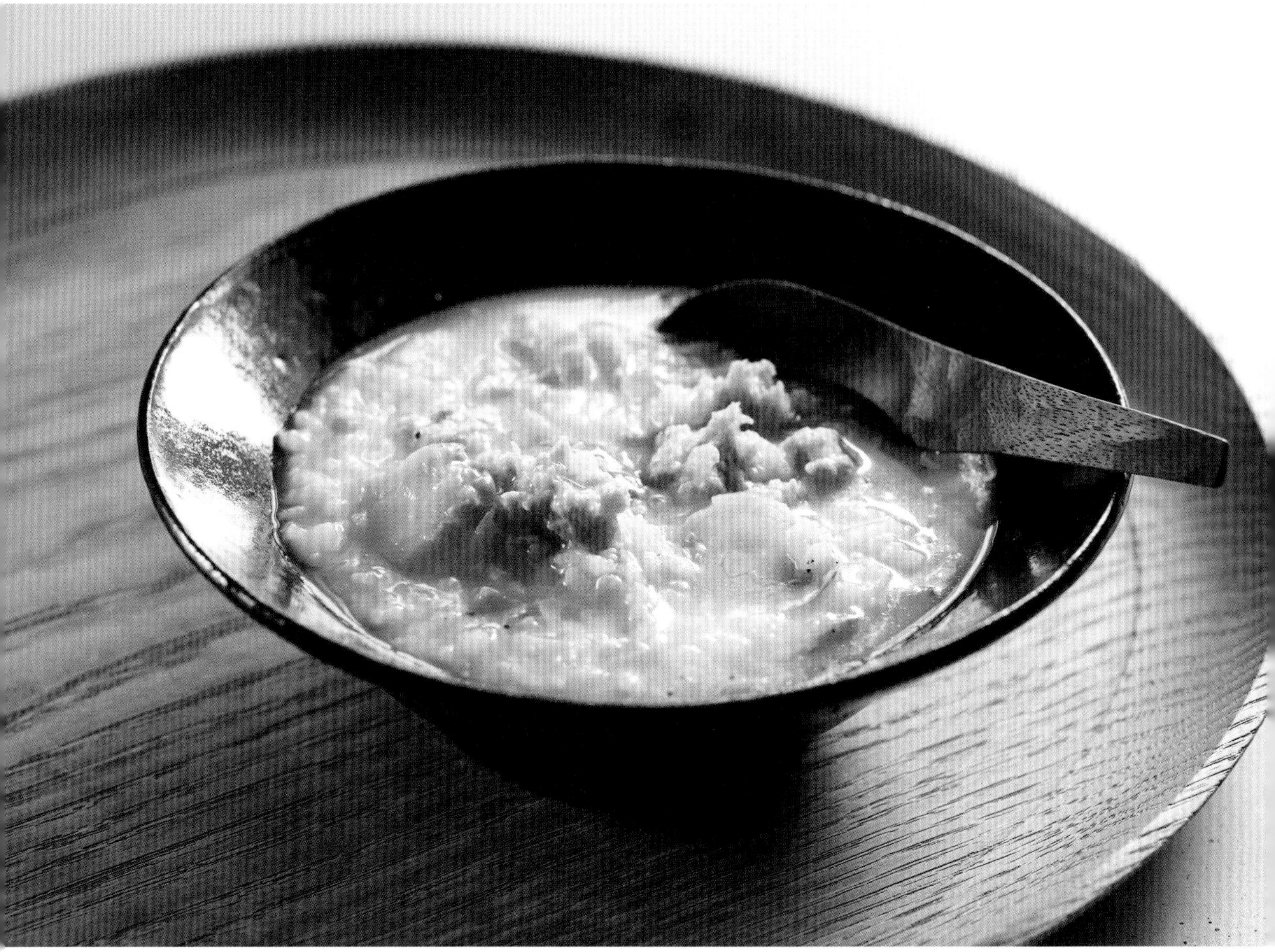

# 鶏団子と芽キャベツのおかゆ

鶏団子のうまみと芽キャベツの食感が楽しめるおかゆ。鶏団子はスプーンで入れて味をしみ込ませて。

［材料］3〜4人分

白米 … 1合
玉ねぎ … 1/4個
芽キャベツ … 4個
鶏ひき肉 … 200g
**A** 片栗粉 … 小さじ2
　酒 … 小さじ1
　塩 … 小さじ1/3
水 … 6カップ
**B** 塩 … 小さじ1
　ナンプラー（または薄口しょうゆ）
　　… 小さじ1/2

［作り方］

1 白米は洗い、水に30分ほどつけてザルに上げる。

2 玉ねぎはみじん切り、芽キャベツは縦5㎜幅に切る。

3 ボウルにひき肉、玉ねぎ、**A**を入れて菜箸でよく練り混ぜる。

4 鍋に分量の水を入れて強火にかけ、沸騰したら3をスプーンですくい、丸めて加える。弱めの中火にし、10分ほど煮る。

5 1を加えて少しずらして蓋をし、弱火にして15分ほど煮る。芽キャベツを加え、5分ほど煮て**B**を加え、軽く混ぜる。

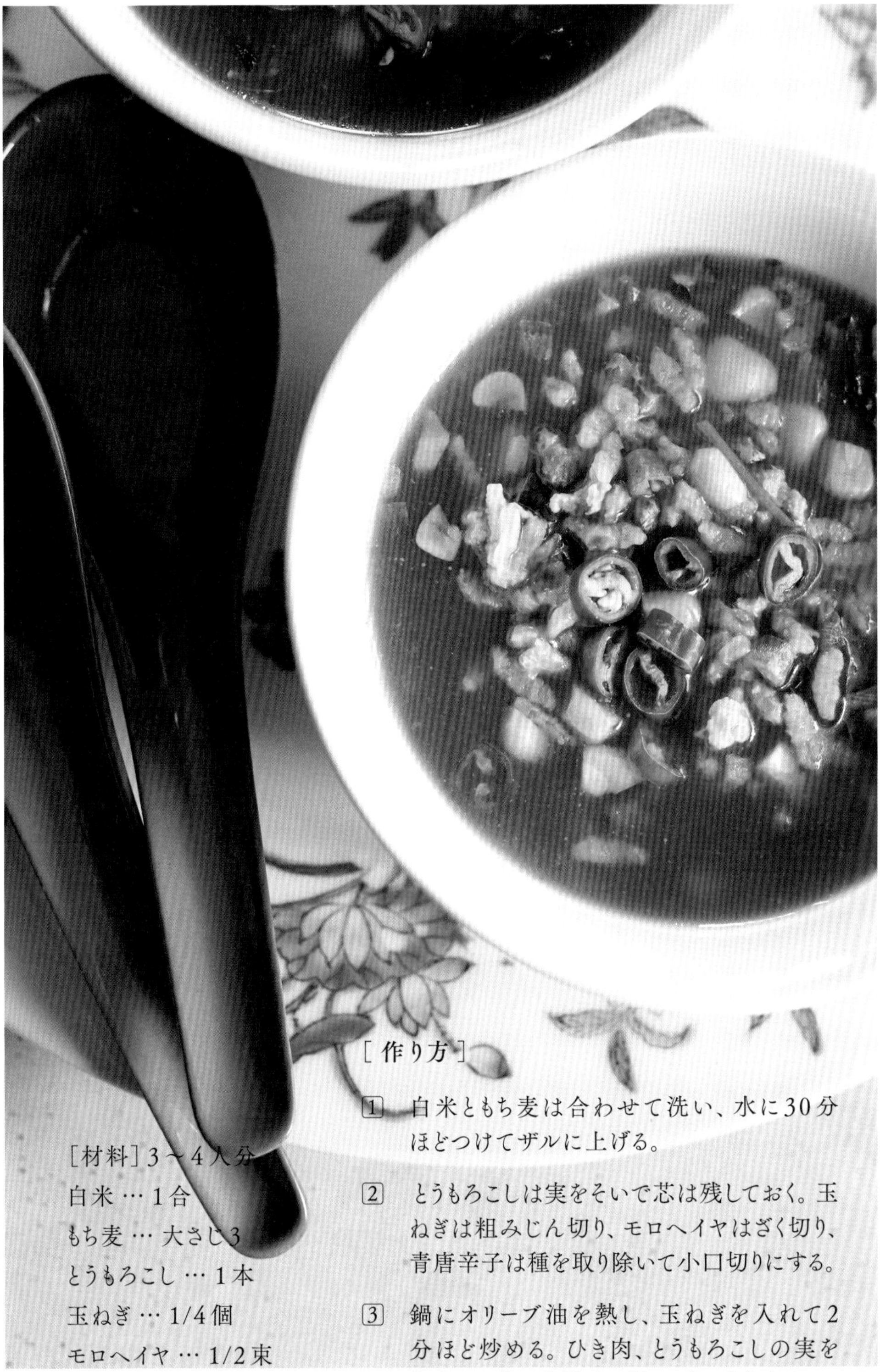

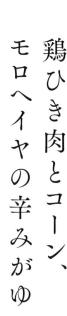

# 鶏ひき肉とコーン、モロヘイヤの辛みがゆ

青唐辛子を入れて少しピリッとした刺激がクセになるおいしさ。しょうゆ麹でコクがアップ！ パクパク食べられるおかゆです。

［材料］3〜4人分

白米 … 1合

もち麦 … 大さじ3

とうもろこし … 1本

玉ねぎ … 1/4個

モロヘイヤ … 1/2束

青唐辛子 … 1本

鶏ひき肉 … 100g

塩・こしょう … 各少々

水 … 6カップ

しょうゆ麹 … 小さじ2〜3

（またはしょうゆ小さじ1〜2）

オリーブ油 … 小さじ1

［作り方］

1 白米ともち麦は合わせて洗い、水に30分ほどつけてザルに上げる。

2 とうもろこしは実をそいで芯は残しておく。玉ねぎは粗みじん切り、モロヘイヤはざく切り、青唐辛子は種を取り除いて小口切りにする。

3 鍋にオリーブ油を熱し、玉ねぎを入れて2分ほど炒める。ひき肉、とうもろこしの実を加えて2分ほど炒め、塩・こしょうをふる。

4 1を加えてさっと炒め、分量の水、とうもろこしの芯を加える。沸騰したら少しずらして蓋をし、弱火〜弱めの中火にしてときどき木ベラで鍋底から混ぜながら30分ほど煮る。

5 とうもろこしの芯を除き、しょうゆ麹、モロヘイヤ、青唐辛子を加えて沸騰させる。

洋風の具だくさんおかゆ

# ほうれん草とトマトのサフランがゆ

彩りが豊かで見た目もきれいなおかゆです。
トマトの酸味とサフランの香りがきいて
さらさらっと食べられます。

［材料］3～4人分

白米 … 1合
サフラン（ホール）… 小さじ1/2
ほうれん草 … 3株
トマト … 1個
鶏もも肉 … 小1枚（200g）
塩・こしょう … 各少々
水 … 6カップ
塩 … 小さじ1

［作り方］

1 白米は洗い、水に30分ほどつけてザルに上げる。サフランは大さじ2の水に10分ほどつける。つけ汁は取っておく。

2 ほうれん草は根元に十字の切り込みを入れる。耐熱容器に入れてふんわりとラップをし、電子レンジで2分加熱する。冷水にさらして水けをしっかり絞って1cm長さに切る。トマトはヘタを取り、2cm角に切る。

3 鶏肉はひと口大に切り、塩・こしょうをふる。

4 鍋に3、分量の水、サフランをつけ汁ごと入れて強火にかけ、沸騰したら弱火にして15分ほど煮る。

5 白米、トマトを加え、沸騰したら少しずらして蓋をし、ときどき木ベラで鍋底から混ぜながら20分ほど煮る。塩、ほうれん草を加えてさらに10分ほど煮る。

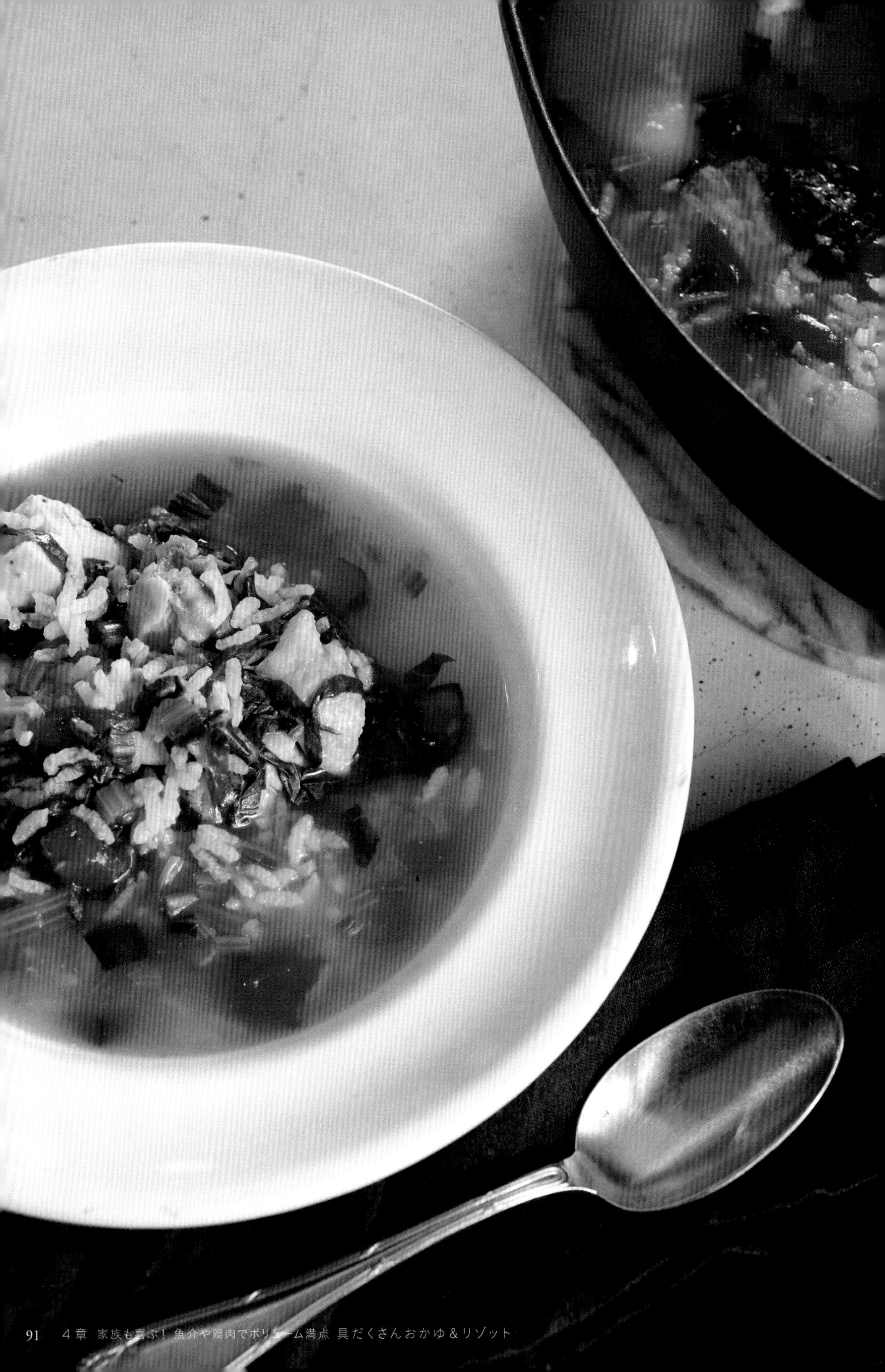

# さやいんげんとホタテのリゾット風

ホタテのだしで煮込んだリゾット風
アーモンドミルクを入れて
さらに濃厚な味わいに。

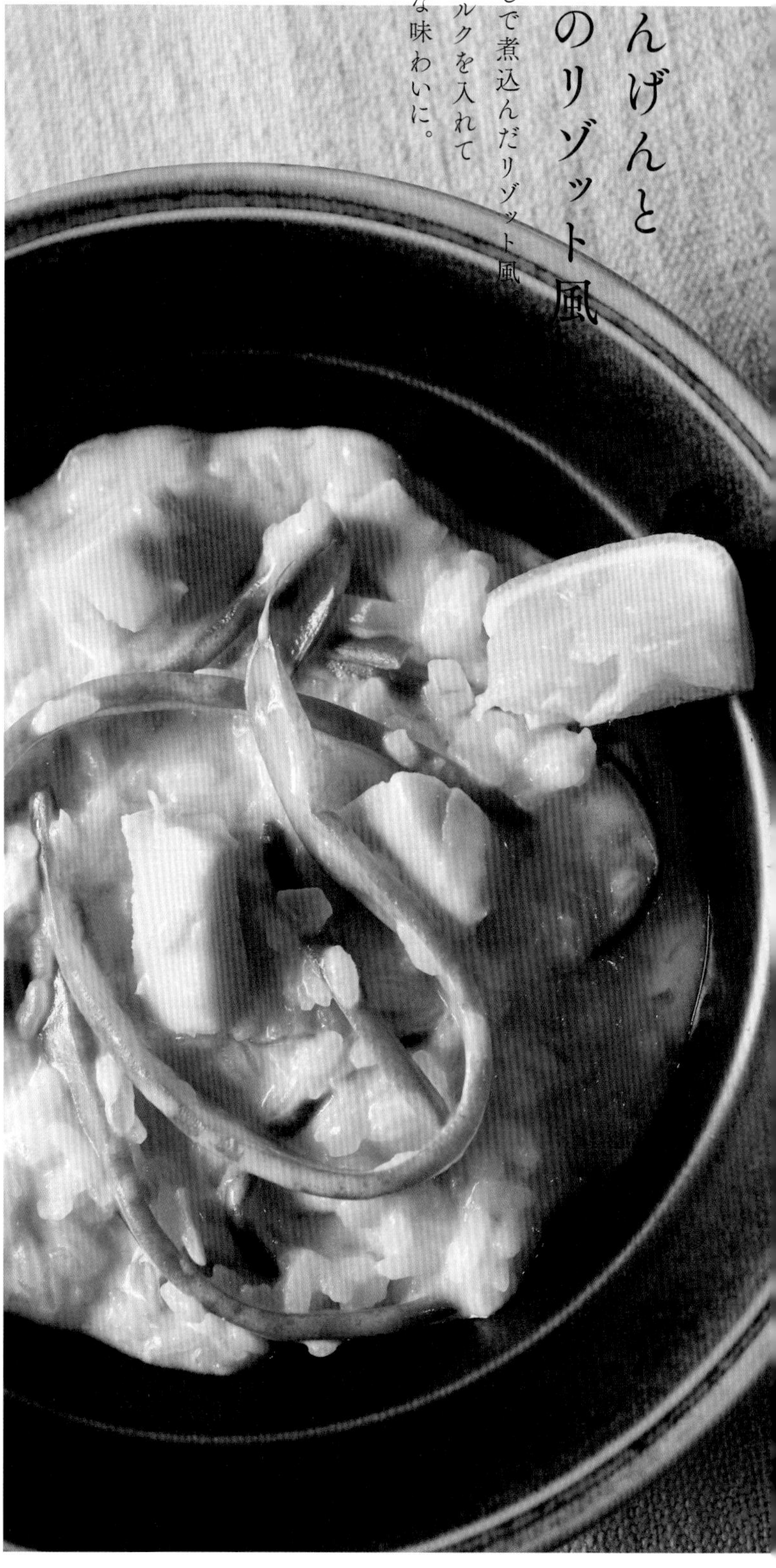

［材料］3〜4人分

白米…1合
さやいんげん…5本
玉ねぎ…1/2個
ホタテ貝柱（刺し身用）…4粒
塩・こしょう…各少々
白ワイン…1/4カップ
水…2カップ
アーモンドミルク…1カップ
A 粉チーズ…大さじ4
　塩…小さじ1/2
　こしょう…適量
オリーブ油…大さじ1
レモンのくし形切り…4個

［作り方］

1. 白米は洗い、水に30分ほどつけてザルに上げる。
2. さやいんげんは縦半分に切り、玉ねぎは粗みじん切りにする。ホタテは2㎝角に切り、塩・こしょうをふる。
3. 鍋にオリーブ油を熱し、玉ねぎを入れてしんなりするまで炒める。1を加えてさっと炒め、白ワインを加えて2分ほど煮る。
4. 分量の水を加えて沸騰したらさやいんげんを加え、ひと混ぜして10分ほど煮る。ホタテ、アーモンドミルクを加えて5〜6分煮てAを加えて軽く混ぜる。器に盛り、レモンを添えて搾っていただく。

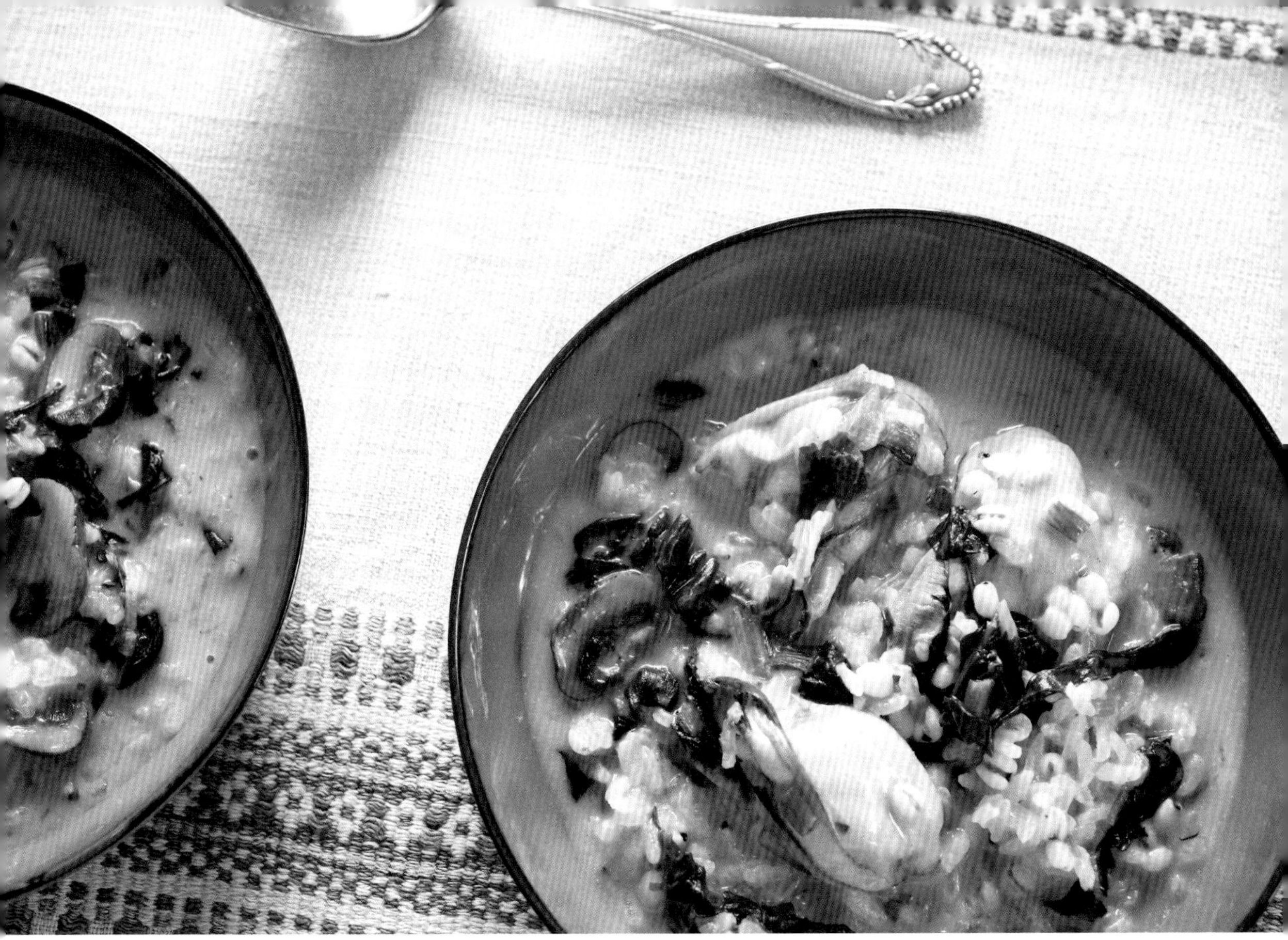

# かきとほうれん草のリゾット

かきと牛乳の間違いない組み合わせ。
かきの風味が存分に味わえるリゾットです。

［材料］3〜4人分

- 白米 … 1合
- ハトムギ … 大さじ3
- かき（むき身）… 6粒
- 片栗粉 … 適量
- 塩 … 適量
- ほうれん草 … 3株
- ブラウンマッシュルーム … 4個
- 玉ねぎ … 1/4個
- 白ワイン … 1/4カップ
- 水 … 3カップ
- 牛乳 … 1カップ
- A 粉チーズ … 大さじ4
  - バター … 大さじ2
  - 塩 … 小さじ1/2
  - こしょう … 適量
- オリーブ油 … 大さじ1

［作り方］

1. 白米とハトムギは合わせて洗い、水に30分ほどつけてザルに上げる。
2. ボウルにかき、片栗粉、塩を入れてやさしくからめ、よく水洗いして水けをきり、塩少々をふる。
3. ほうれん草は根元に十字の切り込みを入れる。耐熱容器に入れてふんわりとラップをし、電子レンジで2分加熱する。冷水にさらして水けをしっかり絞って3cm長さに切る。マッシュルームは7mm幅の薄切り、玉ねぎは粗みじん切りにする。
4. 鍋にオリーブ油を熱し、2を入れて両面1分30秒ずつ焼いて取り出す。
5. 4の鍋に玉ねぎを入れてしんなりするまで炒め、マッシュルームを加えて1分ほど炒める。1を加えてさっと炒め、白ワインを加えて2分ほど煮る。
6. 分量の水を加えて17〜20分煮る。牛乳を加えてひと煮したらかきを戻し入れる。A、ほうれん草を加えて3分ほど煮る。

# 米以外の食材別さくいん

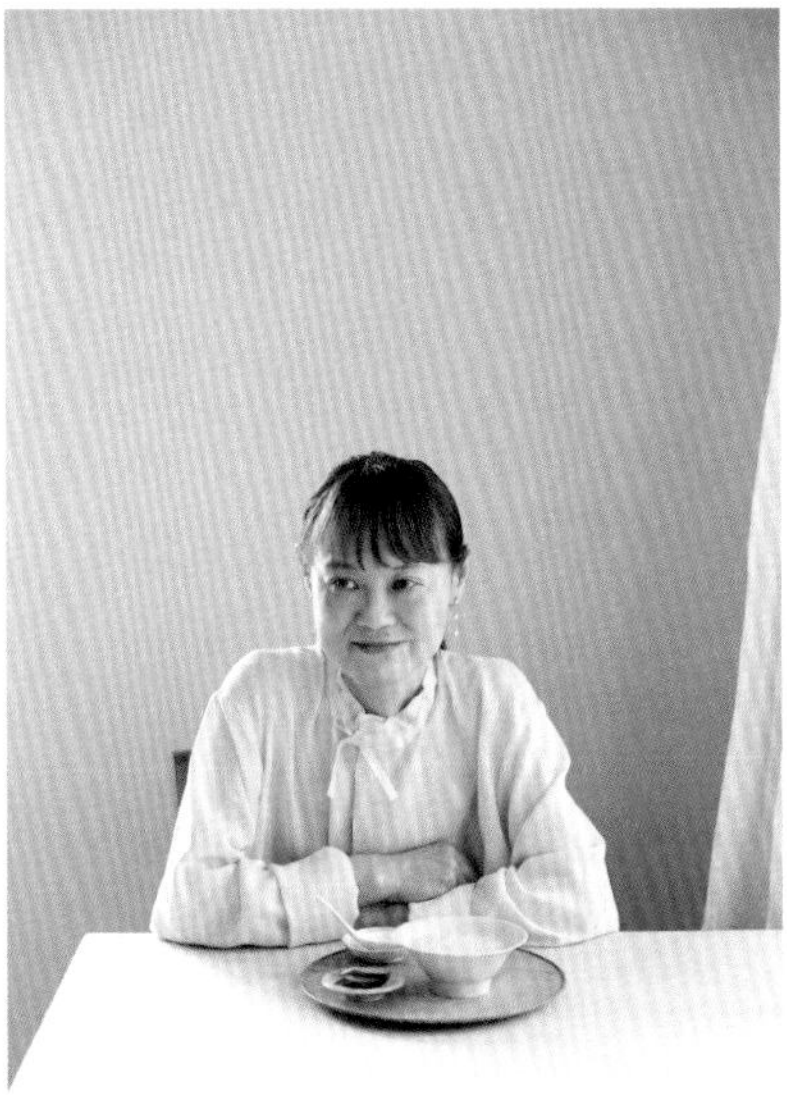

著者

**堤人美**（つつみひとみ）

料理研究家。身近な食材の味を生かし、おいしくてセンスよく仕上げるレシピは多くの世代に人気がある。書籍や雑誌、テレビなどのメディアでレシピを紹介するほか、企業のレシピ開発や、ＣＭの料理製作などを手がけ、幅広く活躍。著書に「ほっとくだけで味が決まる 漬けたら、すぐおいしい！」（講談社）、「ごちそう！いつも使い！ ストック！ なんでも自由自在！ 挽き肉料理」（グラフィック社）などがある。

監修者

**内藤裕二**（ないとうゆうじ）

医学博士。京都府立医科大学大学院医学研究科教授。専門は、消化器病学、消化器内視鏡学、消化管学、酸化ストレス、消化管炎症、生活習慣病、健康長寿や抗加齢医学など。腸内フローラや酪酸菌研究も専門としており、長年腸内細菌を研究し続けている本領域の第一人者。著書や監修本に、「人生を変える賢い腸のつくり方―ココロまで整える腸内フローラ活性術」（ダイヤモンド社）、「すべての臨床医が知っておきたい腸内細菌叢～基本知識から疾患研究、治療まで」（羊土社）、「腸すごい！ 医学部教授が教える最高の強化法大全 健康な心も体もすべては腸しだい！ 人生を変える腸内細菌の育て方完全ガイド」（文響社）などがある。

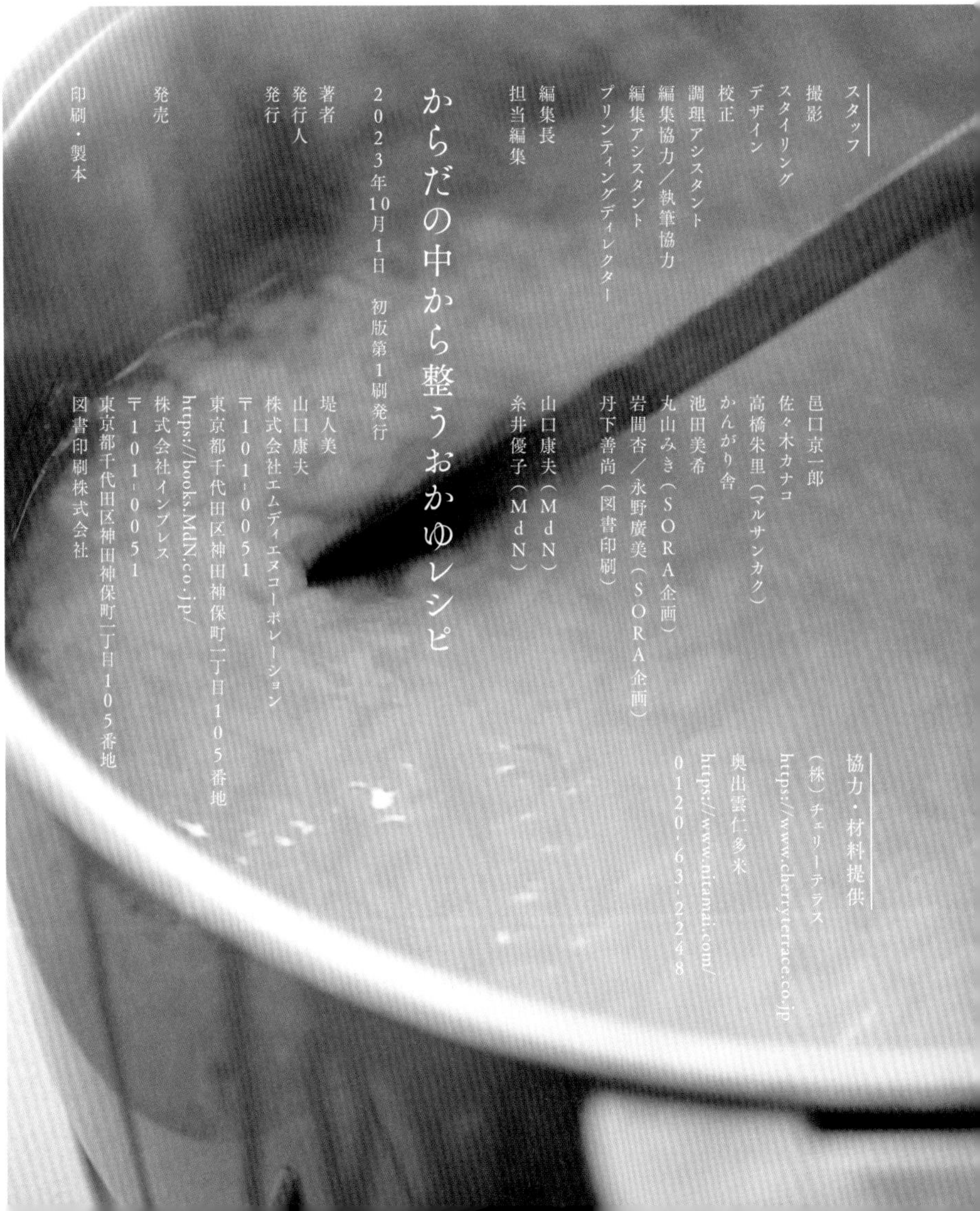


スタッフ

撮影　邑口京一郎
スタイリング　佐々木カナコ
デザイン　高橋朱里（マルサンカク）
校正　かんがり舎
調理アシスタント　池田美希
編集協力／執筆協力　丸山みき（ＳＯＲＡ企画）
編集アシスタント　岩間杏／永野廣美（ＳＯＲＡ企画）
プリンティングディレクター　丹下善尚（図書印刷）

編集長　山口康夫（ＭｄＮ）
担当編集　糸井優子（ＭｄＮ）

協力・材料提供

（株）チェリーテラス
https://www.cherryterrace.co.jp
奥出雲仁多米
https://www.nitamai.com/
０１２０-６３-２２４８

# からだの中から整うおかゆレシピ

２０２３年10月1日　初版第1刷発行

著者　堤人美
発行人　山口康夫
発行　株式会社エムディエヌコーポレーション
〒１０１-００５１
東京都千代田区神田神保町一丁目１０５番地
https://books.MdN.co.jp/

発売　株式会社インプレス
〒１０１-００５１
東京都千代田区神田神保町一丁目１０５番地

印刷・製本　図書印刷株式会社




定価はカバーに表示してあります。

【カスタマーセンター】
造本には万全を期しておりますが、万一、落丁・乱丁などがございましたら、送料小社負担にてお取り替えいたします。お手数ですが、カスタマーセンターまでご返送ください。


◎落丁・乱丁本などのご返送先
〒101-0051
東京都千代田区神田
神保町一丁目105番地
株式会社エムディエヌコーポレーション
カスタマーセンター
TEL：03-4334-2915

◎内容に関するお問い合わせ先
info@MdN.co.jp

◎書店・販売店のご注文受付
株式会社インプレス　受注センター
TEL：048-449-8040／
FAX：048-449-8041



ISBN978-4-295-20538-8
C2077